U0206950

荣 获

◎ 第七届统战系统出版社优秀图书奖

◎ 入选原国家新闻出版广电总局、全国老龄工作委员会
办公室首届向全国老年人推荐优秀出版物名单

◎ 入选全国图书馆2013年度好书推选名单

◎ 入选农家书屋重点出版物推荐目录（2015年、2016年）

脑卒中

（第三版）

名医与您谈疾病丛书

学术顾问◎钟南山　陈灏珠　郭应禄　王陇德

总　主　编◎葛均波　张雁灵　陆　林

执行总主编◎夏术阶　李广智

主　编◎吴少祯

主　编◎陈生弟　宋永建　傅　毅

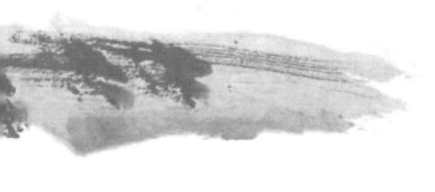

中国健康传媒集团

中国医药科技出版社

内 容 提 要

本书从脑卒中的常识、症状、诊断、辅助检查、治疗、预防康复和中医中药七个方面切入，采用患者问、专家答的方式，对脑卒中进行系统介绍，将疾病的相关知识和健康理念传播给读者，让更多的患者能够得到早期发现、早期诊断和合理治疗。本书适合脑卒中患者和家属阅读，更可供医务人员参考。

图书在版编目（CIP）数据

脑卒中 / 陈生弟，宋永建，傅毅主编 . —3 版 . —北京：中国医药科技出版社，2021.1

（名医与您谈疾病丛书）

ISBN 978-7-5214-2005-0

Ⅰ.①脑…　Ⅱ.①陈…②宋…③傅…　Ⅲ.①中风—防治—问题解答

Ⅳ.① R743.3-44

中国版本图书馆 CIP 数据核字（2020）第 172536 号

美术编辑　陈君杞
版式设计　南博文化

出版　**中国健康传媒集团** | 中国医药科技出版社
地址　北京市海淀区文慧园北路甲 22 号
邮编　100082
电话　发行：010-62227427　邮购：010-62236938
网址　www.cmstp.com
规格　710 × 1000mm $^1/_{16}$
印张　11
字数　166 千字
初版　2009 年 4 月第 1 版
版次　2021 年 1 月第 3 版
印次　2023 年 7 月第 4 次印刷
印刷　北京市密东印刷有限公司
经销　全国各地新华书店
书号　ISBN 978-7-5214-2005-0
定价　35.00 元

获取新书信息、投稿、为图书纠错，请扫码联系我们。

《脑卒中》
编委会

出版者的话

党的十八大以来，以习近平同志为核心的党中央把"健康中国"上升为国家战略。十九大报告明确提出"实施健康中国战略"，把人民健康放在优先发展的战略地位，并连续出台了多个文件和方案，《"健康中国2030"规划纲要》中就明确提出，要加大健康教育力度，普及健康科学知识，提高全民健康素养。而提高全民健康素养，有效防治疾病，有赖于知识先导策略，《名医与您谈疾病丛书》的再版，顺应时代潮流，切合民众需求，是响应和践行国家健康发展战略——普及健康科普知识的一次有益尝试，也是健康事业发展中社会治理"大处方"中的一张有效"小处方"。

本次出版是丛书的第三版，丛书前两版出版后，受到广大读者的热烈欢迎，并获得多项省部级奖项。随着新技术的不断发展，许多观念也在不断更新，丛书有必要与时俱进地更新完善。本次修订，精选了44种常见慢性病（有些属于新增病种），病种涉及神经系统疾病、呼吸系统疾病、消化系统疾病、心血管系统疾病、内分泌系统疾病、泌尿系统疾病、皮肤病、风湿类疾病、口腔疾病、精神心理疾病、妇科疾病和男科疾病等，分别从疾病常识、病因、症状表现、诊断与鉴别诊断、治疗和预防保健等方面，进行全方位的解读；写作形式上采用老百姓最喜欢的问答形式，活泼轻松，直击老百姓最关心的健康问题，全面关注患者的需求和疑问；既适用于患者及其家属全面了解疾病，也可供医务工作者向患者介绍病情和相关防治措施。

本丛书的编者队伍专业权威，主编都长期活跃在临床一线，其中不乏学科带头人等重量级名家担任主编，七位医学院士及专家（钟南山、陈灏珠、郭应禄、王陇德、葛均波、陆林、张雁灵）担任丛书的学术顾问，确保丛书内容的权威性、专业性和前沿性。本丛书的出版不仅是全体患者的福音，更是推动健康教育事业的有力举措。

本丛书立足于对疾病和健康知识的宣传、普及和推广工作，目的是使老百姓全面了解和掌握预防疾病、科学生活的相关知识和技能，希望丛书的出版对于提升全民健康素养，有效防治疾病，起到积极的推动作用。

中国医药科技出版社

2020年6月

再版前言

　　脑血管病是导致社会上老年人残障、生活依赖和丧失社交能力的首要原因，其中大部分是缺血性卒中。随着社会的发展和医疗服务的不断完善，各种致命性疾病日益减少，但是在世界范围内人群预期寿命的延长、人口老龄化速度的加快以及多种主客观因素的影响下，无论是出血性卒中还是缺血性卒中，其发病率均在逐年上升，且有明显的年轻化趋势，正在严重地危害着人们特别是中老年人的健康和安危。目前在全世界，脑血管病是第一位致残原因和第二位致死原因，而在我国各种疾病的死亡率排序中，脑血管病已跃居第一位。每年新发生脑血管病的人数约150万例，并且有近120万脑血管病患者死亡；存活的患者500万~600万人，其中70%将会终生承受半身不遂、手脚麻痹、语言障碍、痴呆等后遗症的痛苦（重度者占40%以上），他们往往要面对躯体功能障碍、视力听力缺失、认知功能下降和人格情感改变等一系列神经功能损害的症状，还得承受由躯体疾病所引起的沉重心理负担。每年因本病造成的各种直接经济损失（包括医疗费用）可高达100亿元以上，给社会、家庭和个人带来了巨大的精神压力和沉重的经济负担。有关专家称，中国的人口老龄化、社会生活行为和环境因素的改变，已经使心脑血管疾病成为严重威胁生命健康的公共卫生问题。

　　因此脑血管病受到越来越多的关注，从目前开展的脑卒中筛查基地建设到上海市脑卒中救治圈建设，都说明了各级政府对脑血管病的重视。

基于此原因，在中国医药科技出版社的大力支持下，本书诞生了。2009年4月本书首次出版就受到广大读者的欢迎，发行量较大。2013年应出版社的要求我们对本书进行了修订再版。随着时间的推移，为了保证知识的更新性，图书内容和形式与时俱进，我们对本书进行第三版修订，以飨读者。

本次再版根据最新的研究结果更新了相关内容，补充了脑血管病的最新进展，同时增加了一些疾病预防和康复知识、中医相关知识和一个附录，以期脑血管病患者能够做到自我调理、自我诊断，使脑血管病患者家属面对疾病时不再迷茫和退缩。特别提醒，书中涉及药物，因存在个体差异，读者在用药前需要咨询专业医生，在专业医生指导下用药，务必不要自行随意服药。

本书的内容深入浅出、简洁实用、通俗易懂、贴近实际，在写作方面力求集科学性、知识性、趣味性和实用性于一体，并且涵盖了脑血管病的病因、发病机制、临床分型、诊断与鉴别、合理治疗、预防康复等领域。我们再版这本书，希望它能够成为脑血管病患者及其家属身边的良师益友。与此同时，本书参阅了大量国内外最新文献编写而成，因而对全科医生，较年轻的内科、神经科医生也会有所帮助和启迪。

愿本书能够成为广大脑血管病患者黑暗中的指明灯，为彻底战胜脑血管病出谋划策。

陈生弟　傅　毅

2020年7月

目录

常识篇

病因篇

症状篇

诊断与鉴别诊断篇

治疗篇

预防保健篇

中医中药篇

常识篇

- ◆ 中风就是脑卒中吗?
- ◆ 国际上对脑卒中的最新分类是怎样的?
- ◆ 哪些人易患脑卒中?
- ◆ 脑卒中好发于什么年龄?
- ◆ 脑卒中的发病有性别差异吗?
- ◆ ......

中风就是脑卒中吗？

中风也叫脑卒中，是中医学对急性脑血管疾病的统称，即脑卒中就是中风的学名。中风是指供给人体脑部的血流发生障碍，包括血管阻塞（缺血性中风）和血管破裂出血（出血性中风），使一部分脑细胞无法获得维持正常活动的氧供和营养。每个发生脑卒中的患者表现轻重不一，取决于受脑卒中影响的脑部区域和受损的严重程度。中风发病急，可造成永久性神经损害，如果不及时诊断和治疗可造成并发症甚至引起死亡，是世界上最重要的致死性疾病之一。中风的危险因素包括高龄、高血压、既往中风史或短暂性脑缺血发作（TIA）病史、糖尿病、高胆固醇、抽烟和心房颤动等。高血压是中风最重要的危险因素。中风的死亡率随着年龄的增长而上升，由于一直缺乏有效的治疗措施，目前认为预防是最好的措施。因此，对全民加强普及中风的危险因素及先兆症状的教育，才能真正获得有效的防治效果。

国际上对脑卒中的最新分类是怎样的？

脑卒中可分为缺血性卒中和出血性卒中两大类。缺血性卒中占脑卒中患者总数的60%~70%，是指局部脑组织因血液循环障碍，缺血、缺氧而发生的软化坏死。其主要是由于供应脑部血液的动脉出现粥样硬化和血栓形成，使管腔狭窄甚至闭塞，导致局灶性急性脑供血不足而发病；也有因异常栓子（固体、液体、气体）沿血液循环进入脑动脉或供应脑血液循环的颈部动脉，造成血流阻断或血流量骤减而产生相应支配区域脑组织软化坏死。缺血性脑卒中主要包括血栓性脑梗死（脑血栓）、栓塞性脑梗死、腔隙性脑梗死、多发性脑梗死和短暂性脑缺血发作5种类型。出血性脑卒中占脑卒中患者总数的30%~40%，此病是由脑血管破裂出血所引起。脑出血最常见的原因是高血压，此外还有淀粉样血管病、动脉瘤破裂、动静脉畸形、海绵状血管瘤、血液疾病、脑肿瘤等。出血性卒中可分为脑出血和蛛网膜下腔出血两种类型。出血量决定了脑卒中的严重程度。一般来讲，出血性脑卒中的死亡率远高于缺血性脑卒中。

哪些人易患脑卒中？

脑卒中是在一定病理基础上发生的。因此，那些具备如下脑卒中病理基础和脑卒中危险因素的人，较容易发病。

（1）年龄：随着年龄的增长，人体血管壁发生退行性改变，特别是动脉粥样硬化，是发生脑卒中的潜在性病理基础。老年人均可能存在动脉硬化，只是发生的早晚和程度的不同。

（2）具有下列慢性疾病之一者：

①高血压：脑卒中患者发病前有高血压病史的占60%~70%。

②心脏病：心脏病有直接促使脑卒中发生和增加脑梗死概率的危险。有心脏病（主要是冠心病）者患缺血性脑卒中的可能性要比一般人高5倍。

③糖尿病：脑卒中是糖尿病容易引起的一种并发症。有糖尿病病史者脑卒中发病率要比一般人高21倍。

④高脂血症：高脂血症是动脉粥样硬化性脑卒中发生的主要因素之一，有高脂血症者患缺血性脑卒中的发病率要比一般人高。

⑤慢性支气管炎：慢性支气管炎以及继发引起的阻塞性肺气肿可以造成低氧血症和血液流变学变比，从而使脑卒中容易发生，此病患者患脑卒中的可能性要比一般人高4倍。

⑥颈椎病：患病时可造成椎间孔狭窄，椎动脉受压从而影响椎-基底动脉的血液供应，以致发生脑卒中。

⑦血液病：血液病也是发生脑卒中的病因之一。

（3）有以下身体因素和嗜好者：

①家族直系上代有脑卒中病史者，患脑卒中的可能性要比一般人高2.5倍。

②肥胖者患缺血性脑卒中的可能性要比一般人高0.4倍。

③脾气急躁者、A型性格者患脑卒中的可能性要比一般人高3.5倍。

④妇女多胎（生育4胎以上）者患缺血性脑卒中的危险性要比3胎或3胎以下者高1倍。

⑤喜欢吃肥肉者，患缺血性脑卒中的危险性也要比一般人高。

⑥吸烟量大、时间长者患缺血性脑卒中的可能性要比一般人高2.5倍。

⑦过量饮酒者尤其是饮烈性酒的人比饮酒少的人得高血压、脑卒中的机会要高3倍。

⑧饮食偏咸者与摄入食盐量正常者在脑卒中的发生率中存在着显著差异。

脑卒中好发于什么年龄？

脑卒中发病的年龄特征很明显，随着年龄的增加，发病率有明显增加。统计资料表明75岁及以上年龄组的发病率是65~74岁组的1.4~1.6倍，为55~64岁组的3~4倍，为45~54岁组的5~8倍，为35~44岁组的30倍，脑卒中的死亡率也是随着年龄的增加而增高，年龄每增加5岁死亡率即增加1倍。

发病的原因不同其发病的年龄也不同，比如蛛网膜下腔出血多发生在年轻人，这是因为与先天性脑动脉瘤或血管畸形破裂有关。脑出血患者以50~69岁发生者最多，而脑血栓形成则多发生在60~79岁。脑栓塞大多与心脏病有关，因此以中年人为多。

从年龄看，脑卒中基本上属于中老年人的常见病，随着人口平均寿命的增长，人群的年龄结构发生变化，我国已经进入老龄化社会，脑卒中的高发率也在情理之中。值得注意的是近年来国内外脑卒中的发病年龄都有变轻的趋势，因此除老年人外，中年人也应该重视脑卒中的预防。

脑卒中的发病有性别差异吗？

总体来说，男性与女性在脑卒中的发病率上并无十分显著的差异，其发病比率为（1.3~1.7）：1，故男性脑卒中的发病率及死亡率仅略高于女性。有趣的是，虽然在心肌梗死患者中，男性要明显多于女性，但45岁以上动脉粥样硬化性脑梗死患者中男性与女性比例基本相同，提示心肌梗死与动脉粥样硬化性脑梗死在发病机制上仍存在一定差异。

社会上还流行着一种说法，认为脑卒中的发病存在"男左女右"，意思就是说男性脑卒中患者多为左侧偏瘫，女性脑卒中患者多为右侧偏瘫。事实上，这种说法是没有科学依据的。无论男女患者，脑卒中都可能造成左侧或右侧肢体的活动不方便，病变部位与性别并没有明显的相关性。

脑卒中的发病有地域差异吗？

脑卒中的发病率、患病率和死亡率存在显著的地域差异，一般来说，北方地区要明显高于南方地区。北方城市如哈尔滨的卒中发病率为每年（441~486）/10万人口，而南方城市如成都、上海仅为每年136/10万人口和81/10万人口。Monica中国地区研究也提示黑龙江省脑卒中的发病率明显高于安徽省和福建省。由于高血压是导致脑卒中发病的首要危险因素，而北方地区高血压的患病率明显高于南方地区，有专家推测高血压患者分布的地域差异可能是造成中国北方地区脑卒中发病率较高的重要原因。

就脑卒中的具体类型而言，欧美国家脑梗死的比例偏高，占全部脑卒中患者的2/3~4/5。在中国脑卒中人群中，脑梗死约占了2/3或稍多，因此脑出血的比例要高于欧美。对于日本脑卒中人群的流行病学研究也获得了类似的结果。因此推测不同人种间脑血管壁的组织学结构可能存在细微差别。这也从一个侧面反映了遗传因素在脑卒中的发病中具有重要的地位。

人脑的血液由哪些血管供应？

人脑的功能复杂，代谢极其旺盛。其能源主要来自血液供应的氧和葡萄糖。脑的正常活动需要有充分的血液供应，通过致密的血管网不断地运输充足的氧气和营养。脑细胞利用血液带来的氧、葡萄糖进行代谢，并将代谢产物排回血流中，经静脉系统回到心脏。血液周而复始，循环不断，从而维持了脑的正常功能。

由于脑组织内几乎没有能源储备，所以脑的正常活动离不开充足的血液供应，而充足的血液供应要有大量通畅的血管作保证。

供应脑部血液的动脉共有两对（4支）。一对是颈总动脉，左右各一，比较粗大，在颈部两侧用手就可以摸到它的搏动。在颈部向上行一段距离后，分成颈内动脉和颈外动脉两支。颈内动脉入颅后，分成大脑前动脉、大脑中动脉、眼动脉、后交通动脉及脉络膜前动脉，它们供应眼部及脑前3/5的血供。任何一条颈内动脉的血流减少都会造成额叶功能的某些损伤，这种损伤可能会造成另外一侧身体的麻木、无力或瘫痪。颈外动脉主要供应头面部的血运。另一对是椎动脉，也是左右各一，在颈椎横突椎间孔内穿行进入颅内，两条椎动脉在脑桥下缘汇合在一起，形成一条粗大的基底动脉。基底动脉至中脑又分成两条大脑后动脉，主要供应大脑后部、脑干及小脑的血液。椎动脉的闭塞会造成脑干和小脑功能障碍这一严重后果。椎-基底动脉在小脑和脑桥的分支，供应小脑和脑桥的血液。两条大脑前动脉之间有前交通支连接起来，两侧颈内动脉与大脑后动脉之间有后交通支连接起来，构成脑底动脉环。此外，颈内动脉通过眼动脉，还与面、上颌、颞浅等动脉吻合。椎动脉还有许多途径与大脑表面的动脉吻合，侧支循环非常丰富。

什么是Willis动脉环？

Willis动脉环位于脑的底部，由两侧的颈内动脉终末段、后交通动脉、大脑后动脉、大脑前动脉及前交通动脉组成。在解剖上，Willis动脉环具有重要的功能。我们知道，颈内动脉发出大脑前动脉和大脑中动脉，供应大脑前2/3的血液，称为前循环；大脑后动脉供应脑干、小脑及大脑后1/3的血液，称为后循环。Willis动脉环就好比在前循环和后循环之间架了一座桥，沟通了前循环和后循环，使得前循环和后循环的血液能够互相流动。当动脉环中的某一条动脉近端发生了阻塞，动脉环中其他动脉的血流就可以通过动脉环供给阻塞动脉，从而减轻病变血管供血部位的缺血缺氧性损伤。

脑动脉很脆弱吗？

脑动脉是由成对的颈内动脉和椎动脉互相衔接而成的动脉循环。脑动脉的血管壁比其他同等大小动脉要薄，血管周围没有支持组织。脑动脉内膜为内皮和内弹性层，内弹性层具有较为丰富的弹性纤维。脑动脉细、长、弯曲度大，缺乏弹性搏动。脑动脉壁较薄，当血压突然升高时，容易破裂出血。脑血管内膜厚、无搏动，易导致胆固醇、甘油三酯等脂类物质沉积，使血管硬化、管腔狭窄，发生脑血栓，同时易发生脑栓塞。现在随着生活节奏的加快和人口的老龄化，高血压、高血脂、高血糖和肥胖变得越来越常见，这些都是脑血管病发生的高危因素。要有效地预防脑血管病，首先要养成良好的生活方式，戒烟、戒酒、减肥，养成淡定的性格，适量运动，低脂饮食，这是预防卒中的关键。

为什么人脑需要更多的血液和能量供应？

血液循环系统包括心脏、动脉系统、静脉系统及毛细血管组成，它向全身的组织和器官输送血液，随之带去氧气和营养物质，并将机体各种代谢产生的废物运出。组织器官的生理活动需要一定的物质基础，即氧、葡萄糖、维生素等各种必需的营养。而这些物质是依靠不停流动的血液运输转送的。人脑是一个高级神经中枢，是人体最重要的组织器官，工作量最大，所以需要的血液和氧气也就最多，并完全依赖着血液循环的连续供应。脑的功能和代谢非常活跃，需要丰富的血液供应。正常情况下人脑的重量一般为1300~1500g，仅占体重的2%~3%，而脑的氧耗量却占机体总消耗量的20%。脑组织本身基本没有能源贮备，所以葡萄糖的消耗量也很大，约占人体葡萄糖总消耗量的17%。一般来说，脑对缺血非常敏感，为了维持其正常功能和代谢，不管是在睡眠、觉醒、安静或活动时，机体始终保持着相对恒定的脑血液循环，成年人脑组织每100g每分钟需氧42~53ml和葡萄糖75~100mg。在正常氧分压和葡萄糖含量下，要求每分钟有750~1000ml的血液进入脑血液循环，约占心脏血液总输出量的1/5。由此可知，脑血液循环的需要量是极大的。由于脑组织内几乎没有能源储备，所以对缺血缺氧的耐受性极差，当脑的供血连续停止30秒时，脑的神经细胞代谢即受累，2分钟后则代谢停止，5分钟后神经细胞开始死亡，大脑皮质开始出现永久性损害，10~15分钟后小脑出现永久性损害，20~30分钟后延髓的呼吸、血管运动中枢开始出现不可逆的损害。

为什么脑卒中的表现多种多样？

人类的大脑结构非常复杂，就好比是一个司令部，大脑的不同区域就好比是司令部的不同部门，分别负责人体的不同功能，比如言语、视觉、手脚活动等等。每个区域都有其相应的血管供应。因此，不同血管的病变就会造成不同区域的脑组织损伤，从而产生表现不一的神经功能缺失。

大脑前动脉从颈内动脉发出，向前上方延伸，它负责额叶的血液供应，而额叶是控制逻辑思维、个性和随意运动功能（特别是腿的运动）的神经中枢。一侧大脑前动脉近端的闭塞由于前交通动脉的代偿可全无症状。远端闭塞可出现对侧偏瘫，下肢重于上肢，有轻度的感觉障碍，主侧半球的病变可有运动性失语，表现为说话不流畅，找词困难等。累及旁中央小叶还可以出现尿失禁。双侧大脑前动脉的病变如果累及额叶还可出现淡漠、欣快等精神症状。

大脑中动脉是颈内动脉的最大分支，它负责额叶的一部分、颞叶和顶叶的外侧面的血液供应，这些部位控制着脸部、咽喉、手和胳膊的主要运动和感觉功能，如果在优势半球（如果你是习惯用右手的话，你的左半球大脑就是优势半球），还控制着言语功能。大脑中动脉是最常见的卒中发病部位。大脑中动脉主干的闭塞可出现对侧的偏瘫、同向偏盲和偏身感觉障碍，可伴有双眼向病灶侧的凝视。主侧半球的受累可出现失语。若是大脑中动脉皮层支的受累，一般面部和上肢的运动障碍较下肢更为严重；而深穿支的受累通常与偏身受累程度均等。

大多数人的大脑后动脉都从基底动脉发出，在很少的情况下，也可从同侧的颈内动脉发出。大脑后动脉负责颞叶和枕叶的血液供应。根据阻塞位置的不同，大脑后动脉范围内的卒中的临床表现也不同。如有丘脑的受累可出现自发性疼痛，感觉过敏；枕叶皮质的受累可出现偏盲或象限盲，甚至幻视；累及阅读中枢可以出现失读；累及中脑，可出现动眼神经麻痹；此外，还可能出现共济失调、意向性震颤、不自主运动等。

椎动脉和基底动脉统称椎-基底动脉系统。椎-基底动脉系统的病变通常眩晕较为明显，往往伴有恶心、呕吐、走路不稳，严重的还会产生意识障碍。也可有颅神经的受累，包括声音嘶哑、饮水呛咳、吞咽困难以及眼球活动障碍、面瘫等。

为什么左侧脑卒中表现为右侧偏瘫？

平时我们常见到的脑卒中患者如果是右侧肢体瘫痪，医生会说这个患者左侧的大脑半球有病变；反之，如果患者是左侧的肢体瘫痪，医生会说患者的右侧大半球脑出了毛病。经过CT检查往往证实医生的判断是正确的。这是什么原因呢？让我们先从大脑的解剖说起。

人的大脑可分为左右两个大脑半球，在脑的神经解剖中由于神经纤维在脑干发生左右的交叉，所以左侧大脑半球控制着身体右侧的大多数功能，右侧大脑半球控制着身体左侧的大部分功能。因此，左侧大脑半球损伤会造成身体右侧的感觉和运动功能障碍，反之亦然。如果一侧大脑半球发生缺血或出血等病变，对侧的身体就会表现出各种程度不同的功能障碍，最突出也最容易出现的症状就是肢体偏瘫、面瘫和舌肌不灵活等症状。如果两侧的大脑半球都有病变，患者就可能出现双侧肢体瘫痪、双侧面瘫和整个舌体运动不灵活、说话不清等。

同时，某一侧大脑半球，控制语言和书写的脑区会更发达些，我们通常称之为大脑的优势半球。人类95%以上的右利手和多数左利手的优势半球都在左侧大脑半球，管理着语言和书写的功能。因此，当左侧大脑半球发生病变时，除了出现右侧肢体偏瘫以外，病变影响到管理控制语言和书写的脑区时，就容易出现失语和其他言语功能障碍。

脑部静脉的病变也会导致脑卒中吗？

静脉窦血栓形成是脑部最常见的静脉系统病变。血栓形成以后，由于静脉回流受阻，动脉血流的循环也受到影响，因而可以出现继发性的脑梗死或脑出血。

静脉窦血栓形成的病因主要分为感染性和非感染性。感染性最常见的是头面部的感染，包括面部危险三角区的皮肤感染、中耳炎、乳突炎、鼻窦炎等，也可继发于严重的全身感染，由血行传至脑内。非感染性的可见于妊娠期、产褥期、服用口服避孕药、外科手术后、严重脱水和一些血液病等。非感染性者多为血液呈现高凝状态，血流淤滞所诱发。

在早期，静脉窦血栓形成的临床表现往往不是很典型，通常说来，头痛是最常见的症状，头痛严重时还可出现恶心、呕吐，或者颅内压增高累及外展神经出现复视。若为感染性的，可伴有感染中毒的症状，如发热、恶寒、局部红肿等。静脉窦血栓形成患者查体时可发现视盘水肿，腰穿检查可发现脑脊液压力的增高，后期可出现脑脊液蛋白的增高。近年来，随着磁共振静脉血管成像（MRV）等影像学检测技术的发展，对于静脉窦血栓形成的诊断水平不断提高，漏诊与误诊率比以前大大降低。数字减影脑血管造影（DSA）可直接显示血栓的部位和轮廓，是诊断静脉窦血栓形成最有价值的检查。

中青年人为什么也会发生脑卒中？

在人们日常的印象中，脑卒中似乎与老年人密切相关，而中青年人不必为此担心。实际的情况却并非如此。近年来，随着生活水平的提高，社会节奏的加快，脑卒中发病年龄在不断下降。中青年时期如果不注意预防，同样会发生脑卒中。因此，中青年人切不可掉以轻心、麻痹大意，而应警惕脑卒中的危害，及早采取措施预防疾病。

当今社会竞争激烈，中青年人由于工作节奏较快、应酬频繁，以及不合理的饮食和不良生活方式等因素的影响，使许多人处于"亚健康状态"，对脑卒中的发生起了推波助澜的作用。随着中青年人群中高血压、糖尿病、高血脂及肥胖的发生率不断升高，极易出现脑动脉粥样硬化等，从而诱发脑卒中。因此，中青年人如果身体一侧或双侧的上肢、下肢或面部出现无力、麻木或瘫痪，讲话口齿不清，单眼或双眼突发视物模糊，视力下降，头晕、头痛或行走失去平衡等现象时，切不可大意，一定要及时到医院进行检查，避免延误诊断与治疗。

由于脑血管意外发生后对机体的致残性相当高，中青年人脑血管意外发病的增加，将对家庭、社会带来极大的负担及重大的危害。因此，尽早地发现中青年人脑血管意外有关的病因，给予必要的预防及治疗将是一个摆在我们面前的重要课题。

为什么清晨容易发生脑梗死？

我们常会遇到这样的情况：一些老年人清晨一觉醒来，发现一侧手脚麻木无力，活动不灵活，甚至完全不能活动，或伴有嘴巴歪斜、不会说话等症状。送到医院检查后，医生确诊为脑梗死。

那么，为什么清晨容易发生脑梗死呢？目前认为除了高血压、动脉粥样硬化等因素是直接导致血管病变这一基本病理基础外，还与机体的动脉血压、血浆中儿茶酚胺及纤维蛋白原活性等生理性昼夜变化有关。

人由于受生物钟的影响，血压具有明显的昼夜波动性。首先总体上说，人到夜间入睡后，血压会自然下降一定幅度，血流速度也随之减慢，于是便成了清晨发生脑梗死的生理病理基础；其次，有人通过连续抽血化验24小时血液黏度，发现人体在早晨2时至6时血液中儿茶酚胺、纤维蛋白原活性增强，红细胞压积以及血液黏度均相对增高，从而使血液凝固性增强。加之人们经过夜间长时间的睡眠，不吃不喝，没有补充水分，但仍继续有肾小球滤过，导致体液丢失，血液变得更加浓缩，血液黏度更大，因此容易发生脑梗死。最后，还有学者指出，可能睡眠时姿势的固定于侧卧位，往往使颈部扭曲，压迫了颈部的血管，造成脑的供血减少或静脉回流不畅，可能与发生脑梗死也有一定的关系。

总之，在脑部动脉粥样硬化病变的基础上，外加夜间血压的波动、血流速度减慢、血液黏度增高及颈部血管受压，最终导致血管堵塞，脑梗死发生。

鉴于以上原因，有人提出，凡具有脑卒中危险因素的老年人，在睡前适当地喝些白开水，对预防脑梗死有一定好处，尤其是对于睡前喝酒较多的人更为重要。另外，夜间睡眠姿势也应注意，防止因固定侧卧而引起颈部血管受压。有高血压的患者应注意避免血压降得太低，尤其是夜间。

为什么有的脑卒中发生在剧烈活动时？

我们在前面已经提到，脑卒中包括出血性卒中和缺血性卒中，出血性卒中最常见的包括脑出血和蛛网膜下腔出血。我们知道，人在剧烈活动、情绪激动时往往伴有血压的升高。高血压是脑出血最重要的危险因素。血压骤然升高时容易导致原先就已发生动脉粥样硬化、血管结构条件不是很好的血管破裂，发生脑出血。蛛网膜下腔出血的患者多数合并动脉瘤，动脉瘤就好比是人脑内的一颗定时炸弹，剧烈运动非常容易导致动脉瘤破裂，从而诱发蛛网膜下腔出血。在脑栓塞患者中，栓子的来源最常见于心脏的附壁血栓，剧烈活动非常容易造成栓子的脱落，随血流运行到脑子里，堵塞脑血管。因此，对于已有高血压、房颤等脑卒中危险因素的患者，应尽量避免过于剧烈的运动，也包括用力排便和提重物等情况，从而减少卒中风险。

脑卒中会遗传吗？

已知3000多种具有遗传因素的疾病中，包括了脑卒中和高血压。研究表明，这类患者的父母死于脑卒中者比一般人高4倍。单卵双胞胎者的父母如有此类疾病，则他们发生脑卒中的机会要比一般人高6倍。在对高血压和脑卒中病因的研究中，环境因素作为外因，而遗传因素常作为内因之一已引起重视，因为在同样的不利环境因素下，有的人容易发生脑卒中，有的人则不发生。这就涉及人们的不同"遗传易感性"。

近年来，我国在有高血压、脑卒中家族史的血压正常者中，也发现若干遗传性标记的存在，如葡萄糖耐量降低，收缩压、舒张压、心率、血浆中的去甲肾上腺素（有升压和血管收缩作用）等都明显增高，血细胞膜离子转运亦表现异常等。这些在生化和病理上的遗传性缺陷有可能成为卒中预报的指标。

在日常生活中可以发现高血压有明显的遗传因素，表现为具有先天遗传素质的人到了中年以后就容易发生高血压。据国外调查结果，父母血压均正常，则其子女高血压发病率仅为3.1%；如父母亲中有1人患高血压病，则其子女高血压患病率为28.3%；如父母皆有高血压，则其子女高血压发病率可高达45.5%。上海市高血压研究所调查了63名高血压患者的三代亲属，其中只有1人的三代亲属中没有高血压病。可见高血压病的遗传因素占有重要地位。同样，在脑卒中的患者中，遗传因素也较明显。

因此，脑卒中发病受遗传因素的影响，而这种影响主要来自于高血压、高血脂、肥胖等因素的遗传。对于有上述遗传倾向的人来说，及时有效的控制血压、血脂、体重等在正常范围，将有效地减低脑卒中的发病概率。凡母亲因脑卒中死去的中年人更应该注意自己的血压与体型，为预防脑卒中，要戒烟酒、减肥。

生活环境、生活方式与脑卒中有关吗？

脑卒中的发病除了遗传的内在因素外，另一个就是生活环境或生活方式的外在因素。哪些生活环境或生活方式与脑卒中的发病有关呢？众所周知，脑卒中的发病与高血压密切有关，而肥胖、膳食高盐和过量饮酒又是高血压的发病危险因素。

研究证明，中国人群的膳食不但高盐（每日8~20g），而且盐对血压的作用强度大于西方人群。这可能和我国膳食中缺少钾、钙、优质蛋白质等对血压有保护作用的成分有关。因此高盐、低钾、低钙、少优质蛋白质的膳食是我国人群高血压的发病危险因素。

血清胆固醇增高会增加脑血栓的发病率，而血清胆固醇的水平又和膳食中的饱和脂肪酸及胆固醇摄入量有密切关系。

我国人群饮酒率也在增加，与发病因素的变化趋势相一致。吸烟是我国心脑血管病的另一重要发病因素，吸烟比不吸烟者脑血栓的危险增加约一倍。

超重肥胖也是脑卒中的危险因素，而超重肥胖又和不合理的饮食、缺乏运动等因素有关。

此外，情绪紧张、过度疲劳也是疾病的根源。现代医学研究认为，一切对人体健康不利的因素中，最能使人短命夭亡的就是恶劣的情绪。过度的紧张和疲劳，不仅会诱发疾病，损害健康，而且还会夺去人的生命。

由此可见，常见脑卒中的发病因素和生活方式有密切关系。预防脑卒中要从改善生活方式入手。在日常生活中学会自我管理，建立良好的健康的生活方式。譬如注意情绪的控制，有规律的生活节奏，合理的饮食结构以及适当的体育锻炼，避免肥胖，减少盐量的摄入，不抽烟，少饮酒，勿过累等，全在于自己的掌握和安排。科学的生活方式，不但会预防疾病，还可能减轻疾病程度，患者的生活质量也完全有可能恢复到患病前的水平，甚至比以前更健康。

精神情绪与脑卒中发生有关吗？

情绪是人类在进化过程中所产生的，是大脑对外界刺激的一种适应性反应，包括积极情绪和消极情绪两种。积极情绪表现为快乐、喜悦、舒畅等，这些好的情绪，可使人精神振奋，消除疲劳，增强抗病能力。而消极情绪则表现为忧虑、悲伤、烦恼、焦急等，若长期下去，可使神经功能失调，内分泌紊乱而发生一系列疾病，脑卒中就是其中的一种。

不良的精神情绪刺激为什么能引起脑卒中呢？多年来，医学科学和生活实践告诉我们，一切忧愁、愤怒、悲伤、烦恼等不良刺激和精神紧张，直接影响到人的生命活动。情绪激动可使大脑皮质及丘脑下部兴奋，促使去甲肾上腺素、肾上腺素及儿茶酚胺等血管活性物质分泌增加，而引起全身小动脉收缩痉挛、心跳加快、血压升高，使已经变硬变脆的动脉内压力增大，容易在血管薄弱处发生破裂，而发生脑出血。

临床实践还证明，许多高血压、冠心病等患者的发病，是由于长期精神过度紧张、焦虑所引起的。而一些经常急躁易怒、逞强好胜及性格孤僻、多疑敏感的人，诱发脑卒中的机会要比一般人高得多。如赌博时，人的精神处于高度紧张状态，而大输或大赢都会引起情绪激烈波动，导致血压骤然增高或发生较大的波动，这对高血压患者极为不利，很容易发生脑血管意外。所以，我们要注意控制情绪，避免不良刺激和精神过度紧张与疲劳，以预防脑卒中的发生。

过度的体力劳动，如搬动重物、超量运动、用力大便等，不仅可造成肌肉、骨骼、关节韧带的损伤，有时还可引起脑血管的破裂而发生卒中。此外，用力过猛可促使心脏收缩加强、心跳加快、心输出量增加、血压增高，进而发生脑血管意外。所以患有高血压、动脉硬化和冠心病等疾病的中老年人应忌用力过猛。

病 因 篇

◆ 冬季是脑卒中的高发季节，发病原因有哪些?

◆ 空调与脑卒中的发病有关吗?

◆ 在盛夏，生活各方面需注意些什么问题?

◆ 没有高血压，为什么也会发生缺血性脑卒中?

◆ 为什么血压不高也会发生脑出血?

◆ ……

冬季是脑卒中的高发季节，发病原因有哪些？

冬季是脑卒中的高发季节，发病原因与血压的骤然波动有关。气温下降时，人的血压往往会升高。究其原因，一是因为机体为了保持体温恒定，减少散热，毛细血管会收缩，这会使外周血管阻力增加；二是气温低，出汗少，使血容量增加；三是秋冷之后，食欲增强，人们往往进食过量碳水化合物、脂肪，这些食物会同时增加水分的摄入及保留，致血容量增加；四是天气寒冷，散热快，为了保持体温，人体交感神经兴奋，使血压升高。这时如果有紧张、焦虑、急躁等应激情绪的存在，就可能导致严重后果。因此高血压患者应定期监测血压，规范服药，防患于未然。

空调与脑卒中的发病有关吗？

脑卒中俗称中风，又称脑血管意外，是由脑血管阻塞或破裂所引起的脑部血液循环障碍及脑组织功能和结构发生损害的一种疾病。从温度高的室外突然进入温度很低的空调房，引起寒冷刺激，人体表面血管会迅速大面积收缩，血压剧烈发生波动，血液中凝血因子Ⅶ减少和纤溶酶活性增高，导致血流动力学改变，动脉远端血流明显减少，流速减慢，从而容易形成微血栓而促进脑卒中的发生。因此空调如果使用不当将会诱发脑卒中的发生，建议夏天空调温度应调节在26℃左右。

在盛夏，生活各方面需注意些什么问题？

脑卒中一般好发于老年人，因老年人机体调节能力下降，血管壁脆性增加，舒张能力也下降。在夏季，气温升高，皮肤血管扩张，造成大脑血流相对减少，同时血压也会出现波动，对心血管调节功能不良及脑动脉粥样硬化的老年人来说，容易诱发脑中风；另一方面人体汗液大量蒸发，血液里水分减少，血液黏稠度上升，也容易导致发生脑血栓。在盛夏，老年人应当注意降温，在白天尽量少到户外。特别是患有心血管病的中老年人，最好不使用空调，以手摇扇纳凉为好。通常情况下，在使用空调时，室温应设置在27℃并与室外温差不超过7℃为宜。同时，要补充水分，以防止血液浓缩出现血栓，造成大脑供血不足引发缺血性脑卒中。中老年人要做到"不渴时也常喝水"，清晨起床饮一杯水，每天至少要喝1000ml以上的白开水或淡茶水，排尿量也要保持在1000ml以上。遵医嘱按时服药。

没有高血压，为什么也会发生缺血性脑卒中？

脑卒中是一组由不同病因、危险因素和病理改变构成的脑血管突发事件。高血压只是脑卒中的一种危险因素，没有高血压照样也可能发生脑卒中。脑卒中的主要危险因素包括高血压、心脏病、糖尿病、吸烟、酗酒、血脂异常、颈动脉狭窄等，其他危险因素如下：

（1）高同型半胱氨酸血症：与脑卒中发病有相关性。叶酸与维生素 B_6、维生素 B_{12} 联合应用，可降低血浆半胱氨酸水平。所以我们建议一般人群应以饮食调节为主，可考虑给予叶酸和B族维生素治疗。

（2）代谢综合征：是一种近期认识并引起广泛重视的综合征。其特征性因素包括腹型肥胖、血脂异常、血压升高、胰岛素抵抗等。

（3）缺乏体育锻炼：建议成年人每周至少进行3~4次适度的体育锻炼活动，每次活动的时间不少于30分钟，如快走、慢跑、骑自行车或其他有氧代谢运动等。

（4）饮食营养不合理：有研究提示，每天增加1份（或1盘）水果和蔬菜可以使脑卒中的危险性降低6%。所以提倡每日的饮食种类应多样化，使能量的摄入和需要达到平衡，各种营养素摄入趋于合理，并应限制食盐摄入量（<8g/d）。

（5）长期口服避孕药：35岁以上的吸烟女性同时伴有高血压、糖尿病、偏头痛，或以前有血栓病事件者，如果应用口服避孕药可能会增加脑卒中的危险。

（6）促凝危险因素：包括血小板聚集率、纤维蛋白原、凝血因子Ⅶ等。

为什么血压不高也会发生脑出血？

通常我们所说的脑出血多指高血压性脑出血，此类患者年龄较大。引起脑出血最重要的原因是高血压，这已为大多数人所知晓。因此，一旦发现有高血压，患者往往会提醒自己要正规地控制血压、预防脑卒中的发生。然而，血压不高也会发生脑出血吗？答案是肯定的，因为脑出血并不是高血压的"专利"。近年的资料表明，高血压性脑出血在脑出血中所占的比例在逐渐下降，在过去的40年间，已从98%降至46%，而非高血压性脑出血却在日渐增多。

非高血压性脑出血的病因很多，包括大家熟悉的脑血管动静脉畸形、脑动脉瘤、脑肿瘤、血液病等；还有些是大家很少听说的，如脑淀粉样血管病、酒精中毒、滥用成瘾药、抗凝药、溶栓药等，都可能引起脑出血。而这些可能正是近年非高血压性脑出血明显增多的原因。

其中脑淀粉样血管病可以是非高血压脑出血的常见病因，多见于老年人。死亡后尸体解剖发现，60岁老年人中该病发生率为8%，而90岁则多于60%。其基本病变是淀粉样物质沉积在脑内动脉血管壁的中层及外膜，病变血管发生球样改变，形成动脉瘤、玻璃样性和纤维素性坏死，以致容易破裂出血。出血部位多在脑皮质浅层及软脑膜，深部少见。

除此之外，有部分患者是由于先天性脑血管畸形及脑内动脉瘤破裂引起的出血，大多无高血压史，发病年龄常在40岁以下，且预后较差。在临床上出现不明原因头痛，尤其老年人，且又无高血压病史，排除了其他器质性病变和其他常见病，常规治疗无效者，要警惕非高血压性脑出血的可能性，可以通过行头颅CT检查诊断。还有那些喜欢酗酒、吸毒及滥用其他成瘾药的青年人，同样存在着脑出血的危险性。

脑卒中的潜在危险因素有哪些？

脑卒中是造成人类死亡和致残的主要原因之一。脑卒中的致残还会产生巨大的经济负担，每年直接和间接用于脑卒中治疗和护理的费用难以估计。脑卒中的危险因素即易患因素至少有30多个，经过大量的医学调查和流行病学研究，目前对脑卒中的危险因素已经有了大致的了解，在日常的生活中如果了解脑卒中的危险因素，对于脑卒中的预防是大有益处的。

脑卒中的潜在危险因素包括以下几点：

（1）高血压：是脑卒中最常见，也是可以治疗和预防的危险因素。国内外研究都证实治疗高血压可以降低脑卒中的发生率。舒张压每下降5~6mmHg，脑卒中危险性下降约42%。也有研究发现老年人单独控制收缩压，可以将脑卒中的发生减少1/3。但高血压常常会被人们忽视，因为通常高血压都处于"无症状"情况。不测量血压，往往不知道自己有高血压病，因此也不会积极治疗。

（2）心脏病：也是脑卒中常见的危险因素。许多心脏病包括心肌梗死、房颤等，都是引起脑卒中的重要原因。积极预防和治疗这些心脏病，无疑可以降低脑卒中的发生率。现在最常见的治疗方法包括口服小剂量阿司匹林和抗凝疗法，都证明可以有效地预防脑卒中的发生。

（3）糖尿病：为脑卒中常见的危险因素。糖尿病不仅可以诱导和加速动脉粥样硬化，还可通过多个途径使血栓、栓塞的危险性增加。

（4）颈动脉粥样硬化：可以造成颈动脉管腔狭窄，也容易引起微栓子脱落而导致脑卒中。现在我们用多普勒超声检查能很准确地早期发现颈动脉狭窄和动脉粥样硬化斑块，及早进行治疗，对预防脑卒中是很必要的。

（5）不良生活方式：也是重要的脑卒中危险因素。有的时候经常被忽略。例如：吸烟是脑卒中的独立危险因素，吸烟多的人比不吸烟者脑卒中危险性增加2倍。吸烟还可以增加血液的凝聚性、血液黏稠度、纤维蛋白原水平，增强血小板的聚集性，以及增高血压，增加了脑卒中发生的危险性。饮酒和脑出血的发生有直接关系。但和脑梗死的关系则意见不一致，有人认为少量饮酒有一定好处，能扩张血管，对脑具有保护作用；但长期、大量饮酒则肯定会增加脑卒中的危险性。由于饮酒可引起高血压、高凝状态、心律不齐，这些情况对脑卒中都是危险因素。

（6）血脂增高：特别是饱和脂肪酸，容易导致动脉硬化，是脑卒中的重要危险因素。应避免摄入过多的脂肪饮食，摄入的胆固醇应不超过总热量的10%。

（7）盐的摄入：摄入盐过多与高血压有关，而减少盐的摄入可以明显降低血压，同时降低脑卒中的死亡率。

（8）缺乏体育锻炼：有规律的体育锻炼可以降低冠心病危险性，降低血压，防治肥胖和糖尿病。但老年人应注意自身个体化情况，应强调有规律地锻炼，以适度为宜。

上述脑卒中的危险因素是最常见的，但也是可以防治的。为了降低脑卒中的发生率，最好的方法是以预防为主。

脑卒中的发病因素可分为哪两大类？

脑卒中的发病因素很多，可分为两大类：一类是能改变的危险因素，如高血压、高血脂、糖尿病、眼底动脉硬化、心脏病、短暂性脑缺血发作（TIA）、血液病与血液流变学异常、吸烟、嗜酒、药物滥用、肥胖和久坐不动的生活习惯；另一类是不能或不容易控制的，这些因素是年龄、性别、种族、地理环境、遗传因素等，如高龄、男性、黄黑种族、寒冷环境、有遗传家族史的发病率相对较高。

脑卒中为何常常突然发生？

顾名思义，脑卒中是一种突然发生的脑部严重疾病，很多患者和家属常常反映患者平时身体"健康"，也不经常看病、打针和服药，可为何会发生这么严重的脑部疾病呢？难道这种疾病就这么不可预测和琢磨吗？如果是这样的话，我们不是一直生活在它的阴影之下了吗？

其实，脑卒中虽然来势汹汹，但在发生之前是有很长一段"潜伏期"的，往往是因为高血压、糖尿病、高脂血症、吸烟、大量饮酒和不良的生活习惯的长期存在，对血管特别是动脉造成了严重的损伤，使得动脉内壁不再光滑，取而代之的是动脉内膜上大小不一的粥样硬化斑块形成，这些斑块一方面使得动脉血管狭窄、血流速度明显减慢；另一方面这些斑块又极不稳定，经常会发生出血、脱落，从而形成许多栓子，最终造成了远端较小血管的堵塞。如果这些堵塞的血管是给脑细胞供血的话，那这一部分脑细胞就会发生缺血，如果还不及时救治的话，用不了几分钟这些脑细胞就会彻底死亡，脑神经就会受到损伤，从而产生严重的临床症状（偏瘫、言语不利等）。由此可见脑卒中实际上是需要经过一段时间的，正是因为长期的动脉损伤才为最后的"总爆发"提供了基础条件，从而使某些意外的小因素成为"压死骆驼的最后一根稻草"。

明白了脑卒中的发展过程，相信大家已经不会对它产生莫名的恐惧了。俗话说："病来如山倒，病去如抽丝"，把它用在脑卒中上是再恰当不过的了。

年轻人会得脑卒中吗？

比较长的一段时间以来我们普遍认为脑卒中是老年人的"专利"，但是，近十余年的临床工作中我们发现脑卒中有越来越年轻化的趋势，特别是近几年，30~40岁就发生脑卒中的患者更是屡见不鲜。众所周知，我国已经开始步入老龄化社会，这个过程短期内不仅无法逆转，而且还有加快的趋势。这样的话，年轻人特别是30~50岁的人群可以说是我们社会的中流砥柱，他们的健康关系国家的命运，因此加强对他们的关爱刻不容缓。作为有责任感的医务工作者，我们发现以下这些因素可能与当代青年型脑卒中密切相关：

（1）不良生活习惯：长期的饮食没有节制，经常食用高脂肪、高热量的食物，严重缺乏运动，过度依赖开车，时常熬夜工作和娱乐，经常吸烟和饮酒。这些不良的生活习惯如同白蚁一样慢慢地蚕食着年轻的身体，从而使得动脉内壁不再光滑，通畅的血流逐渐淤塞，健康的心脏"步履蹒跚"，明亮的双眸布满血丝。这一切慢慢腐蚀着身体，如同白蚁寄生的木头，最终变成一截一掰就断的枯木。

（2）对自己的身体过分"自信"：有的年轻人知道自己有高血压、糖尿病等一些慢性疾病，但是他们觉得自己年纪轻，应该不会有问题，就算有问题也是退休以后的事情了。就这样他们平素不检查、不治疗、不听从医师建议，或者高兴起来就查一次，服用一阵子药物，偶尔锻炼几下，算是完成了"任务"，殊不知正是这样的漫不经心造成了他们体质的过早衰退，等到出现动一动就心慌气促，略熬一下夜就头晕眼花，到此地步才有所醒悟，岂不晚哉！

（3）无法合理地调节压力：当今社会压力重重，房贷、车贷，教育、医疗、养老，父母、孩子，哪一样不让人们疲于奔命？然而面对压力，有的人脚踏实地，埋头苦干，一步一个脚印地走出了自己的一片天地，而有些人一遇到困难就开始怨天尤人，片面地强调客观因素，觉得自己生不逢时，从而想从烟草、酒精和游戏中找到安慰，但是结果却恰恰相反，长期的精神压抑以及不正确的减压方式使得脑卒中悄然而至。

（4）不合理地使用药物：有些女青年因为种种原因长期服用避孕药物，避孕药中的雌激素可影响糖、脂肪代谢而使血脂升高、血中多种凝血因子升高、血黏度增加，血液处于高凝状态，从而使得脑血流量减少，导致脑卒中的发生。由此可见，年轻人发生脑卒中不仅有可能，而且正在发生着，这往往是他们的"无知"才导致"无畏"，因此积极加强对年轻群体的宣教刻不容缓。

为什么我们要了解两种容易忽视的导致脑卒中的原因？

您知道吗？人体内如果某种营养物质缺乏也会导致脑卒中，高同型半胱氨酸血症是脑卒中的独立危险因素，正常时人体内的同型半胱氨酸水平为5~15μmol/L，当同型半胱氨酸含量高于16μmol/L时，就提示有高同型半胱氨酸血症的存在，具有较高的脑卒中风险。但值得庆幸的是，此类患者在治疗上一般以饮食调节为主，比如补充叶酸和维生素B_{12}等就可以有效地预防，因此我们平时的一日三餐一定要丰富，同时还要补充一定的粗粮，这样才可以使体内的营养均衡。

另一种原因是血液中的纤维蛋白原浓度升高，从而造成血栓形成，并随血流播散，如果进入脑血管就可能导致缺血性脑卒中。国内外多项研究证实血浆纤维蛋白原浓度升高是动脉粥样硬化和血栓性疾病的独立危险因素，如果该患者还伴有高血压和糖尿病的话，那发生脑卒中的概率将很高。目前我们可以通过血液检查来发现这种疾病，部分患者需要相关药物来进行降纤治疗。

肥胖与脑卒中有关吗？

什么是肥胖？一个人的体重超过标准体重的20%称为肥胖。计算标准体重有一个简单的公式，就是标准体重（千克）等于身高（厘米）减去105，如一个人的身高为165厘米，他的标准体重为165–105=60kg。肥胖按其程度不同，分为轻度、中度和重度3种。肥胖程度超过标准体重的25%~34%为轻度，超过标准体重的35%~49%为中度，超过标准体重49%以上者为重度。

临床观察发现，肥胖者与一般人比较，发生脑卒中的机会要高40%。为什么肥胖的人容易发生脑卒中呢？这与肥胖者内分泌和代谢功能的紊乱，血中胆固醇、甘油三酯增高，高密度脂蛋白降低等因素有关。

肥胖是发生高血压的独立危险因素，超过标准体重20%以上的肥胖者，患高血压、糖尿病和冠心病的危险性明显增加，而高血压、糖尿病和冠心病又是脑卒中的重要危险因素。因此，可以认为肥胖是脑卒中的间接危险因素。

腹型肥胖尤其与高血压密切有关。体重每增加4.5kg，男性收缩压增加4.4mmHg，女性增加4.2mmHg；体重减轻1kg，收缩压降低2.5mmHg，舒张压降低1.7mmHg。体重每增加10%，血浆胆固醇相应增加0.3mmol/L（12mg/dl）。体重指数（BMI）[BMI=体重（kg）/身高的平方（m^2）]，20~22是中国人最佳水平。BMI 20~22时，患高血压、2型糖尿病、血脂异常、白蛋白尿和尿毒症的风险最低；BMI 24~26时，上述风险开始升高；BMI ≥ 30时，患病风险平均高14.9倍。

而BMI偏高是糖尿病的首要危险因素。体重减轻≥6.9kg或较基线水平减少≥5%，可改善血糖和HbA$_1$。体重减轻1kg，可延长寿命3~4个月。腰围（提示腹型肥胖）与BMI和腰臀比有关，男性腰围≥94cm，女性腰围≥80cm，有一个或多个心血管病危险因素的可能性增加1倍；男性腰围≥102cm，女性腰围≥88cm，有一个或多个心血管病危险因素的可能性增加到4倍。

有研究表明，腹部肥胖的人比臀部肥胖的人更易患脑卒中。一般而言，女性容易胖在臀部和大腿上，男性容易胖在腹部，这也是男性易患脑卒中的原因之一。因此，防止肥胖对预防脑卒中有一定的意义。

为什么糖尿病患者易发生脑卒中？

据国内资料统计，有20%~30%的脑卒中患者同时患有糖尿病，并且糖尿病患者动脉硬化的发生率较正常人要高5~10倍，发生动脉硬化的时间比正常人要早，动脉硬化程度亦较严重，能广泛累及大、小动脉，引起心脏、肾脏、脑、下肢、眼底等动脉硬化。有糖尿病者，患缺血性脑卒中的概率是一般人的2.8倍。脑卒中已成为糖尿病患者死亡的主要原因，死亡率高达12%~28%。为什么糖尿病和脑卒中关系会有那么密切呢？其根本的原因是糖尿病患者胰岛B细胞分泌的胰岛素出现了绝对或相对不足，引起糖、脂肪和蛋白质代谢紊乱，其中以糖代谢紊乱为主。胰岛素不足可以使体内的葡萄糖转化为脂肪而使葡萄糖的贮存量减少，大量脂肪被分解成甘油三酯和游离脂肪酸，尤以胆固醇增加更为显著，以致造成高脂血症，加速糖尿病患者动脉硬化。一般来说，糖尿病患者常伴有微血管病变和大动脉硬化两种病变。除了动脉硬化是脑卒中的病理基础之外，其血液流变学的异常亦是不容忽视的因素。因为糖尿病患者的血液常呈高凝状态，血小板凝聚功能亢进，血液有不同程度的凝固现象。同时糖尿病患者的激素调节能力异常，生长激素增多使血小板凝聚黏附性增高，胰高血糖素增多使纤维蛋白原增加，血黏稠度增高，局部血流相对缓慢。这些因素均容易导致血栓的形成，都是发生脑卒中的重要原因。

吸烟会增加脑卒中风险吗？

研究表明，吸烟是脑卒中发生的独立危险因素，会增加脑卒中风险。香烟中含有大量尼古丁，吸入体内后使肾上腺释放肾上腺素及去甲肾上腺素，引起血管收缩或痉挛，血流阻力增大，造成血管壁损伤，同时肾上腺素可促使血小板聚集，血黏度升高，红细胞变形能力降低和聚集性增强。烟中含有的尼古丁能刺激心脏使心跳加快，并使血管收缩，血压升高。尼古丁还会损伤血管内壁的内皮细胞，使动脉易产生斑块，若斑块脱落随血流移行堵塞血管则导致脑梗死发生。随着吸烟时间的推移，吸烟量不断增加，上述病变逐步加重累积至一定阈值，机体自动调节能力失去平衡则发生卒中，故戒烟对预防脑卒中发生及复发有着重要意义。

饮酒与脑卒中有关吗？

过量饮酒会促使脑卒中的发生。主要是大量饮酒后，血中酒精不但可以直接刺激血管壁，使血管失去弹性，还能刺激肝脏，促进胆固醇和甘油三酯合成，进而导致动脉硬化；酒精引起交感神经兴奋，心跳加快，心脏排出量增加，以及引起其他血管收缩物质的释放增多，使血压升高；长期大量饮酒影响肝脏功能，使肝脏合成蛋白质的功能明显减退，进而引起某些凝血因子缺乏,纤维蛋白溶解活动增加,血小板生成减少,使出血时间延长而发生出血性脑卒中;饮酒后利尿增强(抑制垂体抗利尿激素分泌)会致脱水及血液浓缩,有效血容量和脑血流量减少,血液黏度增加,促发脑血栓形成。高血压患者若大量酗酒,可使血压进一步增高并对血管造成严重损害,比一般高血压患者更易触发心、脑、肾等重要器官的并发症,也容易发生脑出血等,因此高血压患者应限制饮酒。过量饮酒有害,但如果身体健康,适量间断地饮一些低浓度的白酒、啤酒、葡萄酒也是无可非议的,一般每天白酒<50ml或葡萄酒<100ml或啤酒<300ml,不饮酒者不提倡用少量饮酒的方法预防脑卒中。

饮食习惯与脑卒中有什么关系?

为什么饮食习惯也与脑卒中有关呢?主要是因为食物成分的不同,可影响人的血压、血脂、血糖以及钠、钙等离子的含量,这些都是与脑卒中发病密切相关的因素。

众所周知,食物中的主要成分是糖、脂肪、蛋白质、无机盐和维生素。它们都与脑卒中有关系。如食物中糖的来源主要是碳水化合物,而过多地摄入含碳水化合物的食物,可在体内转化为甘油三酯,使血脂升高。长期的高血脂,可引起高血压、动脉硬化。所以,饭不可吃得太饱,可适当多吃一些含纤维素较多的新鲜蔬菜和含果胶的水果。

脂肪食物,尤其是动物内脏、鸡蛋、鱼子、肥肉等,含有大量的饱和脂肪酸,能使血中的胆固醇、甘油三酯升高,引起动脉硬化,对此也应有所限制,而豆制品、牛奶、淡水鱼等,含胆固醇较低,可适当多吃一些。

蛋白质饮食可延缓血管壁弹性减退进程,改善中枢神经系统对血压的调节功能,降低血压,促使钠离子从尿中排出,从而降低脑卒中的发病率,所以,对蛋白质饮食不必限制。

盐是人们生活中不可缺少的,但如果膳食中含盐量较高,则易引起高血压,进而导致脑卒中。据报道,日本北海道地区,人们盐的摄入量相当大，每天15~20g以上，84%的成人患高血压，而且脑卒中的发病率也很高。在我国，对北方一些地区进行人群调查，也有类似情况。因此，在膳食中应注意限制盐的摄入量，每天宜降低到10g以下，当然最理想的是保持5g左右。而那些"口重"的人，更应注意加以限制。

综上所述，高蛋白质、充足的水果和新鲜蔬菜、低脂肪、适量的碳水化合物及少盐饮食对预防脑卒中非常有益。总之，要科学合理地安排饮食，以便有效地预防脑卒中的发生。

孕产妇为什么容易患脑卒中？

有人报道15~49岁生育期妇女缺血性脑卒中的发病率为6.2人/（10万·年），其中妊娠者为非妊娠者的13倍。妊娠期脑卒中可分为缺血性与出血性脑卒中两大类：

（1）妊娠期缺血性脑卒中：主要病因有：凝血机制紊乱、产后心肌病、多发性大动脉炎、盆腔及全身感染（感染性栓子）、风湿性心脏病伴心律失常（瓣膜栓子）、二尖瓣脱垂（瓣膜栓子）及其他如羊水栓塞、空气或脂肪栓塞、转移性绒毛膜上皮癌等。

妊娠期缺血性脑卒中主要为脑静脉和动脉分布区脑梗死，但以脑静脉梗死最多见。动脉系统以颈内动脉及大脑中动脉易于受累，静脉主要累及皮质静脉及上矢状窦。

（2）妊娠期出血性脑卒中：包括脑出血和蛛网膜下腔出血。50%以上由妊娠高血压综合征引起，其次为高血压病、脑血管畸形及颅内其他病变（如脑瘤、血液病等）。

妊娠期颅内出血的发生机制不明，可能与下列因素有关：①妊娠期高血压综合征患者均有程度不同的血流动力学障碍和凝血机制障碍，所以妊娠高血压综合征患者出血倾向增加，如果原有高血压病、脑动脉硬化、脑血管畸形，则更易致颅内出血。②妊娠后孕妇的心搏出量开始增加，在分娩初期和分娩中有明显增加，若颅内有动脉瘤或动、静脉畸形，由于脑循环量的变化就易引起脑出血。③妊娠中期以后子宫增大伴随静脉压力上升，同时血中雌激素水平增高引起病理性血管扩张，在某些诱因（情绪激动、咳嗽、用力）作用下易导致脑血管破裂出血。④妊娠后期孕妇处于对内分泌急剧变化的应激状态，易使原有的脑血管畸形或有过损伤的血管出血。一般认为，动脉瘤出血多在妊娠后期，经产妇多见；动、静脉畸形出血则多见于妊娠中、后期，初产妇多见。

妊娠期脑卒中与非妊娠期脑卒中的治疗原则基本相同，但必须考虑产科情况。若颅内病变尚不严重，则应尽早终止妊娠，尤其是合并妊娠高血压综合征者。终止妊娠后血压可迅速下降，使全身情况改善。若颅内出血严重已危及孕妇生命，则应先处理颅内病变；若患者已经临产，则应根据具体情况决定先处理产科情况或是脑部情况。

口服避孕药与脑卒中有什么关系？

口服避孕药是否会导致脑卒中发生，目前看法尚不一致。多数人倾向于可增加其危险性。有人经过流行病学调查发现，35岁以上妇女，尤其是吸烟者，患深部静脉血栓的危险性，在口服避孕药者是非服药者的5~7倍，患心肌梗死的危险性是非服药者的3~4倍。脑卒中的发病率，与口服避孕药中的雌激素含量成正比。

避孕药可能引发脑卒中，坚持这种说法的人有以下观点：①避孕药可能引起高血压。国外有人报道妇女服用复方雌激素避孕药2~5年，比不服药者血压升高2.6~5倍。有的人服药6个月即引起血压升高，发生率平均在5%左右，最高可达17%。报道指出此与早期服用高雌激素有关（50μg）。②避孕药中的雌激素，可使凝血因子Ⅷ、Ⅳ、Ⅹ，血小板及纤维蛋白增高，抗凝血素减少，全血黏度增加，血流缓慢，而发生脑梗死。③避孕药中的甾体类激素，可影响脂肪和糖代谢，引起甘油三酯、胆固醇增高。这些都可促使脑动脉硬化和脑梗死发生。

反对这种说法的认为，在我国生产的避孕药中，具有上述作用的雌激素含量非常低。通过进行深入细致的研究，结果发现在服用低剂量避孕药（含炔诺酮0.4mg和炔雌醇35μg）两年后收缩压和舒张压与原来水平相比并未升高；血液流变学各项指标也无明显异常。表明服用雌激素含量低的避孕药，其诱发高血压、产生脑血栓的可能性很小。故认为口服避孕药并不增加形成脑卒中的危险。所以对绝大多数具有生育能力的妇女来说，我国生产的避孕药是安全的。

最后达成的共识是：凡是年龄偏大、身体较胖，或患有高血压、高脂血症、糖尿病、偏头痛、动脉硬化等疾病的妇女，由于她们本身就具有导致脑卒中发作的因素，因此为了安全起见，这些妇女在避孕时应尽量不采用药物，改用其他的避孕方法，以免增加脑卒中发生的可能性。

哪些药物与脑卒中的发病有关？

日常有不少患者疑惑，自己没有"三高"却也发生脑卒中是为什么呢？其中有部分的原因就是与服用药物有关，特别是青年人发生卒中，更是要考虑到药物的因素。比如，前一个问题提及的避孕药是年轻女性发生卒中的主要病因之一，具体机制不再赘述；吸毒（如吸食可卡因）也容易导致血液高凝或心律失常而至卒中发生，增加脑卒中风险。而对于老年人来说，正确用药则极为重要，用药不当可导致卒中发生。例如，止血类药物容易导致脑梗死发生，特别是老年人有时发生轻微出血需慎用止血药，临床上不少有"三高"的老年患者因咯血或胃出血而服用大量止血药，而导致脑梗死发生，提示我们平日在止血药选择上需权衡利弊风险；大量利尿剂使用会导致尿量增多，或高热期间使用退热药，使大量汗液排出而又未及时补充容量，血液发生浓缩易发生血栓，累及脑血管就会发生脑梗死，尤其是老年患者需警惕；不少房颤患者服用抗凝药华法林却忽视凝血指标的监测，或脑梗死患者大量活血药物联合使用而导致脑出血在临床并不少见；降压药的使用目前很普遍，但有的患者过度强调要快速把血压降下去，而导致血压在短时间内大幅度下降，继而出现低灌注性脑梗死发生。药物这把双刃剑，在选择治疗疾病时需考虑其效能但也不能忽视其带来的不良反应，因此在医生指导下选择药物剂量及类型极为重要，切忌乱服药。

症状篇

突然口斜嘴歪就一定是发生了脑卒中吗？

常常有患者在家属陪同下去医院看病，告诉医生说刷牙或吃饭时发现嘴巴歪斜、嘴合不拢、口水流出口外，而且眼睛也闭不起来。患者常常很焦急地问："医生，我是不是中风了？"

我们知道，中风（或称脑卒中）患者最常见的症状之一就是嘴巴歪斜，这是由于支配面部肌肉的神经麻痹所致的"面瘫"。但并不是所有的面瘫都是由脑卒中引起的。面瘫常常分为中枢性面瘫和周围性面瘫。

脑卒中所导致的嘴巴歪斜有一定的特征。通常，脑卒中患者只有嘴巴的屏紧和嘴角的上抬出现障碍，露出牙齿时口角歪斜，但不会影响闭眼、皱额和皱眉，也就是说脑卒中时面瘫只影响眼睛以下部位的面部肌肉的活动，而不影响眼睛以上部位的面部肌肉活动，也常常伴有伸舌偏斜、面部麻木、手脚麻木无力甚至瘫痪及言语困难等症状，此称为中枢性面瘫，是由于大脑支配面部肌肉运动的神经受损害所致；如果脑卒中发生在脑桥部位，虽可能会使所有的面部肌肉瘫痪，但一般还会有头晕、吞咽困难、饮水呛咳、伸舌偏斜、面瘫对侧的手脚麻木无力等伴随症状，而不会仅仅只有面瘫。

而周围性面瘫则在病变一侧出现整个面部肌肉运动麻痹，即患者鼻唇沟消失、口角歪斜、流涎、嘴巴不能屏紧和嘴角的上抬出现障碍；喝水或漱口时，水可以从口角旁漏出；同时额部的皱纹消失，不能扬眉、皱额；上眼睑不能完全闭合或闭合不紧、流泪，可伴有结膜炎；鼓腮漏气，说话吐字不清。此外，还可有耳后疼痛、听力障碍和味觉减退等表现，但常不伴有吞咽困难、伸舌偏斜、手脚麻木无力、言语困难等症状。

所以，如果只有面瘫一个症状，且不能皱额与闭眼，也没有吞咽困难、伸舌偏斜、手脚麻木无力等症状，在病前有感冒、腹泻、着凉、受风等，那么患者很可能是患了特发性面神经麻痹，而不是脑卒中。这种病经过治疗，一般可以完全康复。

脑卒中有哪些表现？

脑卒中患者因病变部位、范围和性质不同，临床表现也有差异，其主要表现有以下几点：

（1）头痛：是蛛网膜下腔出血的突出症状，常为整个头部劈裂样疼痛。而脑出血患者的头痛特点是开始时疼痛位于病侧，当颅内压增高或血液流入到蛛网膜下腔时，可出现全头痛。短暂性脑缺血发作和脑梗死一般较少有头痛，即使有，程度多较轻微，但大面积脑梗死合并颅内压增高时，也可出现明显的头痛。

（2）呕吐：是脑卒中的常见症状，特别是出血性脑卒中，如蛛网膜下腔出血常为喷射性呕吐；脑出血时颅内压增高，呕吐和头痛均明显。缺血性脑卒中发生呕吐者较少见，但大面积脑梗死合并颅内压增高时，也可引起呕吐。

（3）意识障碍：尤以脑出血患者多见，是脑部受到严重而广泛损害的结果。临床特点是除少部分轻型脑出血患者意识可保持清醒外，脑干出血和小脑出血意识障碍都比较严重；脑室出血患者可迅速出现昏迷；蛛网膜下腔出血意识障碍程度较轻。脑梗死较少出现意识障碍，而大面积脑梗死多伴有意识障碍。

（4）偏瘫：是指一侧上下肢及同侧舌和面部肌肉的运动麻痹，也是脑卒中的较常见症状，其程度有轻有重。轻者为不完全瘫又叫轻瘫，可以扶杖行走；重者为完全瘫也叫全瘫，患者卧床不起，自己不能活动。有些患者面、舌瘫程度较重，肢体瘫痪程度较轻；也可能上肢瘫较重，下肢瘫较轻；或下肢瘫较重，上肢瘫较轻。完全瘫变为不完全瘫，说明病情好转；反之，不完全瘫发展为完全瘫，则表示病情逐渐加重。

（5）感觉异常：由于影响到脑部的感觉分析区域、感觉器以及感觉神经纤维，常表现为面部麻木、舌麻、唇麻以及一侧肢体发麻或异物感。

（6）言语障碍：多为优势半球大脑皮质语言中枢损害所致。根据损害部位和临床表现不同，分运动性、感觉性、混合性和命名性失语等。

什么是短暂性脑缺血发作？

短暂性脑缺血发作（TIA）又称"小中风"。它的特点是出现短暂性（一过性）局灶性脑功能障碍。表现为突然发生的、持续几分钟至几小时的某一区域脑功能的障碍，可在24小时内完全恢复正常，不留神经功能的缺损。好发于中年以后，发作频率因人而异，可24小时发作数十次，也可以几个月发作1次。有的人反复发作数十次尚不发生完全性脑卒中，有的则仅发作1~2次便发生完全性脑卒中。每次发作的临床表现大多相似，是由于同一脑动脉供应区的反复缺血所致。

该病的病因与脑动脉硬化有关，在动脉硬化的基础上发生：①微血栓，即动脉粥样硬化斑脱落，在血流中成为微栓子，随血流流到小动脉而阻塞血管，则出现脑局部供血障碍的脑缺血发作。如果微栓子在人体内某些酶的作用下被分解，或因远端血管的扩张，微栓子向末梢移动，使局部血液循环恢复，脑缺血的症状便可自然缓解或消失。所以短暂性脑缺血发作有时不经治疗可恢复正常。②某些小动脉管腔狭窄或血管痉挛，通过的血液减少，致使所供应的脑区发生缺血。③血流动力学障碍，当血压降低，心搏出量减少时，脑组织供血不足。④某种原因造成的血液黏稠度增高、血流缓慢及血液成分的改变，也可发生脑缺血。

临床上分为颈内动脉系统短暂性脑缺血发作和椎－基底动脉系统短暂性脑缺血发作。前者临床表现为对侧上下肢或单肢瘫痪、轻度感觉减退或异常、失语，有时因眼动脉缺血而出现一侧视力障碍。后者临床则表现为眩晕、恶心呕吐、吞咽困难、视物呈双（复视）或共济失调（走路不稳）等。头面部症状与肢体症状不在同一侧，呈交叉性或双侧肢体的运动障碍或感觉障碍，有的患者可有跌倒发生。

未经治疗的短暂性脑缺血发作患者，约1/3发展为脑梗死，俗称"大中风"；1/3继续发作；1/3自行缓解。短暂性脑缺血发作短期内多次出现，常常是发生严重脑梗死的警报。因此，及时诊断和治疗短暂性脑缺血发作是预防脑梗死的重要手段。

什么是脑梗死？

缺血性脑卒中，又称"脑梗死"，是由于脑血管堵塞而产生神经功能障碍的疾病，主要有两种：一种是脑血栓形成；另一种是脑栓塞，是身体其他部位的血栓脱落，随血流到脑堵塞血管所引起。

脑血栓形成又称动脉硬化性脑梗死，它是由于脑血管壁本身的病变所引起，多见于中老年人，无显著性别差异。最常见的病因是动脉粥样硬化，常因脑动脉粥样硬化使管腔内膜粗糙和狭窄，在某些条件下，如血压降低、血流缓慢、血液黏稠度增高、血小板和凝血因子的作用下，在血管内逐渐形成血栓而最终阻塞血管，中断血流，导致急性脑缺血，引起局部脑组织缺血、缺氧、软化、坏死而发病。高脂血症、糖尿病患者及吸烟人群等发病率较高。

脑血栓形成一般起病较缓慢，从发病到病情发展到高峰，多需数十小时至数天。而脑栓塞引起的脑梗死，起病多较急骤，常在数秒钟或数分钟达高峰。脑血栓形成常在睡眠中或安静休息时发生。一些患者往往睡前没有任何先兆症状，早晨醒来时发现偏瘫或失语。但也有一些在白天发病的患者，常有头昏、肢体麻木无力及短暂性脑缺血发作等前驱症状。

脑血栓形成在临床上以颈内动脉、大脑前动脉及大脑中动脉的分支所形成的血栓较常见。患者表现为中枢性偏瘫、面瘫及对侧肢体感觉减退。大多数患者神志清楚，头痛、呕吐者较少见。但若大脑前动脉或大脑中动脉主干阻塞形成大面积脑梗死时，病情较重，常伴有意识障碍和颅内压增高的症状。椎-基底动脉系统血栓形成，则多见眩晕、恶心、呕吐、复视、交叉性运动及感觉障碍、构音障碍、吞咽困难、饮水呛咳等症状。

脑血栓形成的死亡率较脑出血低，而且由于梗死灶周围可以建立侧支循环，大多数患者在一定时间内，神经功能都有不同程度的恢复。但大面积脑梗死由于脑组织损害较重，病死率和致残率较高，常死于上消化道出血和肾功能衰竭等并发症。有些患者则成为植物人或遗留肢体偏瘫等严重并发症。

什么是脑栓塞？

医学上，把在人体血液循环中出现的并随血流流动的某些异物，如凝血块、动脉粥样硬化斑块脱落的碎块、脂肪组织及气泡等称为栓子。脑血管被血流中所带的栓子阻塞，而引起的急性脑卒中称为脑栓塞。由于栓子阻塞了脑血管造成血流中断，局部脑组织缺血、缺氧、软化、坏死，而出现与脑血栓相同的神经症状。脑栓塞多发生于颈内动脉系统，椎-基底动脉系统比较少见。临床上常突然起病，常于数秒钟至2~3分钟内症状发展到顶峰，是所有脑卒中疾病当中发病最快的，可发生于任何年龄，但以40岁以下的青壮年多见。常有不同程度的意识障碍，但持续时间较短，可有头痛、癫痫发作。症状的轻重取决于栓塞的部位和范围。栓塞多数好发于颈内动脉系统，特别是大脑中动脉，可有偏瘫、失语、偏身感觉障碍、偏盲等表现；少数椎-基底动脉系统的栓塞，则表现为眩晕、面部和肢体的感觉和运动障碍、吞咽困难、步态不稳等。

脑栓塞的栓子种类很多，按栓子的来源，可分为心源性、非心源性、来源不明3类，其中心源性栓塞是脑栓塞的最常见原因。风湿性心脏病二尖瓣狭窄、细菌性心内膜炎、心肌梗死、非瓣膜性房颤等产生的附壁血栓和瓣膜赘生物，在房颤等因素的作用下，血栓或瓣膜赘生物脱落形成栓子，造成脑栓塞。另外，先天性心脏病、心脏黏液瘤、心脏手术等，也是造成心源性脑栓塞的原因。

非心源性的栓子，较常见的是脂肪栓子和空气栓子。当长骨骨折时，或因骨折手术，骨髓中的脂肪球进入血液，容易形成脂肪栓塞；而气体栓子则常见于胸部、颈部开放性外伤及外科手术、人工气胸、气腹以及潜水员、飞行员不适当减压；另外，肺静脉栓塞、脑静脉栓塞也是造成非心源性脑栓塞的原因。有的脑栓塞查不到栓子来源，称为来源不明的脑栓塞。

什么是出血性脑梗死？

出血性脑梗死系指脑动脉主干或其分支栓塞或血栓形成发生脑梗死后，出现动脉再开通，血液从病变的血管漏出，或穿破血管进入脑组织而形成。其发病机制可能是由于脑血管发生堵塞后，其供血区内脑组织弥漫性缺血、缺氧，血管壁尤其是毛细血管壁通透性增强或麻痹，当侧支循环再建或过度灌流时，血流试图通过吻合支进入已麻痹损害的血管，则导致出血。

脑梗死后动脉血管的再通率很高，有40%~75%可以自发再开通，多数在发病后的2~3天，少数在7天内再开通。个别病例在数月或数年后仍可再开通。国内有人通过病理生理学研究也证实，出血性脑梗死是动脉再开通的结果。开通越快，出血机会越多；栓塞性脑梗死发生出血性梗死者，多于非栓塞性梗死；大面积梗死比小梗死灶多见；早期应用抗凝、溶栓、扩容、扩血管药物以及早期外科手术等，均可促使出血性脑梗死的发生。

出血性脑梗死的原发病是脑梗死，栓塞的动脉血管再通后又合并出血。临床特点是原有症状和体征加重，并又出现新的症状体征。其加重的程度取决于出血量的多少、继发出血的时间及是否应用抗凝、溶栓、扩容及扩血管药物治疗等。一般而言，小灶渗出性出血症状加重多不明显。梗死后1周内继发出血者往往症状较重。第2周以后再出血者，症状多无明显加重。症状加重的表现包括意识障碍、颅内高压、肢体瘫痪程度加重或出现新体征等，严重者预后不良。有时虽无症状恶化，但经过一段时间的治疗后无效者，也有继发性出血的可能。

出血性脑梗死的发生与患者情绪激动、血压波动及早期应用抗凝剂、扩血管药物等不适当的治疗有关。因此，患者早期应注意控制情绪，积极脱水治疗，防止血压波动，不宜过早应用血管扩张药，尤其是抗凝药物，以预防出血性脑梗死的发生。

什么是脑出血？

脑出血是指脑实质内的血管破裂出血，又称脑溢血，通常分为两种：外伤性脑出血（继发性脑出血）和自发性脑出血（原发性脑出血）。我们平时所说的脑出血是指后者。脑出血占所有脑卒中患者的10%~20%，据流行病学调查，大约每年10万人中有24人首次发生脑出血。本病的发生与高血压关系最为密切，脑出血的患者中有高血压者占80%以上，故又称高血压性脑出血。这是中老年人常见的急性脑卒中，病死率、致残率都很高。此外，少数脑出血是由于高血压以外的其他病因所引起，又称为非高血压性脑出血。

脑出血发病多较突然，病情进展迅速，严重时在数分钟或数小时内恶化，说明病情进展快。脑出血多发生在白天，寒冷季节多见或季节变化时易发，凡是能致血压骤然升高的因素，均可成为脑出血的直接诱因，如体力和脑力紧张活动、剧烈运动、情绪激动、用力排便等。脑出血的发病年龄多在40~60岁，男性多于女性。脑出血往往还可以引起继发性脑室出血、脑疝、高热等严重后果，如果出现以上情况，其死亡率很高。所以，临床工作中治疗脑出血的目的首先是抢救患者生命，其次是降低病残率。

脑出血的临床表现，大致分为两方面：一是全脑症状，多由脑出血、脑水肿和颅内压升高所致。表现为头痛、恶心呕吐、血压增高、脉搏慢、眼位改变、偏瘫、失语、意识障碍等，严重者可出现意识障碍加深（昏迷）、呼吸功能障碍（节律不正、间停等）、鼾声大作、眼底有出血或视盘水肿、大汗、呕吐咖啡色胃内容物、大小便失禁及中枢性高热等。二是局灶症状，为血液破入脑实质后所致的神经定位症状，主要表现为"三偏"（偏瘫、偏身感觉障碍和偏盲）和凝视麻痹，优势半球病变可有失语，此外可有脑膜刺激征。辅助检查示白细胞增高，血糖升高，心电图异常。腰穿可见脑脊液压力升高，80%的患者脑脊液中混有血液，约半数呈血性脑脊液。CT检查可见脑内高密度阴影，脑室受压、移位等。

什么是腔隙性脑梗死？

腔隙性脑梗死是长期高血压引起脑深部白质或脑干穿通动脉病变和闭塞，约占整个脑梗死的20%。腔隙性脑梗死病灶很小，一般直径为3~4mm，小的可以是0.2mm，大的也可达20mm。所受累的血管一般是位于大脑半球深部或脑干的穿通动脉，直径为100~200μm。这些小血管的分支细小，供血范围有限，侧支循环差。因此长期高血压引起小动脉和微小动脉硬化，管腔狭窄、闭塞，引起小范围的脑组织坏死。梗死灶内坏死组织被吸收后形成小囊腔，就称为腔隙性脑梗死。

由于腔隙性脑梗死受损的脑组织范围较小，它的症状比较轻，无头痛和意识障碍，神经系统体征也不明显，因此有许多患者在相当长时期内可以被忽略，得不到重视和治疗。近年来，随着CT和核磁共振的广泛应用，有不少患者无意中经体检才被发现患有多发性腔隙性脑梗死。

腔隙性脑梗死因受累的血管不同，它的临床表现多样，患者无头痛和意识障碍，预后也比较好。比较常见的有单纯运动性、单纯感觉性、共济失调轻偏瘫和构音不良手笨拙综合征4种类型。具体地讲，患者可以有单一的肢体轻偏瘫、口舌偏斜，或者肢体麻木，或者步态不稳、动作不协调，或者说话声音含糊不清、吞咽困难、手动作笨拙等。头颅CT检查可能会见到2~20mm大小的低密度病灶，而MRI可以更清楚地显示出腔隙性病灶。

发现腔隙性脑梗死后需要早期治疗。反复、多灶性的腔隙性脑梗死，易加重病情，导致假性延髓麻痹或脑血管性痴呆，甚至严重的肢体瘫痪，影响生命。所以，一旦发现腔隙性脑梗死，应积极防治高血压、糖尿病和高脂血症，戒烟，在医生的指导下服用适当的药物，降低疾病的复发。

如何区分新鲜和陈旧的脑梗死？

随着影像学发展，经常有患者提出影像学报告里的脑梗死病灶是新鲜还是陈旧的疑问。其实，区分新鲜和陈旧的脑梗死病灶需要结合临床症状以及影像。摄片距离发病的时间非常重要，医师需要通过问诊和查体初步判断患者是否可能发生脑梗死并推测梗死部位，根据患者提供的发病时间，再结合影像学病灶的密度或信号的高低综合判断。如为头颅CT检查，出血病灶为高密度（"亮的"），而缺血病灶即梗死病灶为低密度（"暗的"），颜色越黑接近脑室中的脑脊液颜色，同时患者发病时间又短，则多为陈旧性脑梗死；颜色淡黑又有临床症状提示有新发脑梗死的通常是"新鲜病灶"；但头颅CT对新发缺血灶并不敏感，特别是在发病的24~48小时内大多无法显示病灶。现临床基本依靠头颅MRI来诊断急性脑梗死，该项检查有多个序列，根据不同序列的病灶信号可判断病灶的性质，特别是弥散序列，对缺血相当敏感，发病后30分钟到数小时的缺血病灶均能显示。弥散序列上的高信号（"亮的"）结合临床高度提示是新鲜的脑梗死病灶，对临床确诊有很大帮助并被广泛应用。

什么是高血压脑病？

高血压脑病是一种因血压急骤升高（舒张压大于140mmHg），而导致一过性全脑功能障碍的综合征。该病常见于急进性高血压合并肾功能衰竭的患者，也可见于急性肾小球肾炎、肾盂肾炎、妊娠高血压综合征和嗜铬细胞瘤等疾病。

血压的急剧升高，会破坏颅内正常的脑动脉自身调节机制，脑小动脉发生持续而强烈的收缩后，继之出现被动和强制性扩张，脑血流量急骤增加。脑血管内压的过高会引起脑水肿，使颅内压升高，从而发生高血压脑病。

高血压脑病的临床表现特点为：患者的血压突然升高，尤其以舒张压升高为明显，一般大于140mmHg，儿童、孕妇或产后妇女的血压升至180/120mmHg以上。患者出现剧烈的头痛、恶心、呕吐，烦躁不安，有的出现定向障碍、谵妄等精神症状，随之发生意识障碍，嗜睡、昏迷；患者可有视力模糊、心动过缓、暂时性肢体瘫痪和（或）失语、颈部强直；肢体抽搐发作是高血压脑病的常见症状，严重时可发展为癫痫持续状态。眼底检查可见动脉迂回变细，如银丝样，或有动静脉交叉、视盘水肿、视网膜出血。CT或MRI检查可见脑水肿的表现，弥漫性脑肿胀、脑室变小，偶见小的出血灶。脑电图检查可见双侧性同步慢波活动。

出现高血压脑病后，应该立即采取有效的措施降低血压，使舒张压在1小时内降至110mmHg以下，恢复脑血管自动调节机制；同时加强脱水降颅压和止痉药等，减轻脑水肿、制止肢体抽搐。经过及时积极的抢救措施，患者高血压脑病的症状和体征可以迅速消失，预后良好。但是如果抢救不及时，常因颅内压持续升高，形成脑疝而导致死亡。

什么是脑动脉硬化症？

脑动脉硬化症是老年人的一种常见疾病，是全身动脉硬化的一部分，它是一种由于脂质代谢障碍所引起的疾病。其病理改变为胆固醇和脂肪沉着于动脉内膜，胶原纤维增生，使动脉内膜增厚，管腔狭窄，小血管闭塞，血管弹性减小，管壁粗糙并形成粥样硬化斑，从而减少了脑的血液供应和供氧，引起弥漫性脑组织改变和神经功能障碍。患者常合并冠状动脉、肾动脉和周围动脉硬化症。

脑动脉硬化症患者多有高血压、糖尿病、高脂血症的病史和长期吸烟、饮酒的嗜好。多见于50岁以上的人，男性多于女性，女性患者多发生于绝经期以后。一般起病隐匿、进展较慢。在早期，患者可有眩晕、头痛、头昏、耳鸣，睡眠不好等症状；注意力不集中，记忆力减退；情绪大都低沉，对周围事物不感兴趣；此外，患者可能有肢体麻木和走路不稳等。随着病情的进展，至晚期可出现行为或人格改变，出现幻觉、谵妄等精神错乱状态等表现（脑动脉硬化性精神病）；也有的出现认知障碍，生活不能自理，发展为痴呆；有的因疾病进展而发生脑卒中。

眼底血管检查可发现视网膜动脉变细、反光增强呈银丝状，重者可有明显的交叉压迫现象，有时可见黄色的胆固醇斑点。脑电图呈轻度弥漫性异常：两侧半球有少量 Q 波或 δ 波，局限损害时可有灶性 δ 波。CT 或 MRI 检查可见脑室扩大和脑萎缩，并有脑缺血的表现。脑血管造影：脑血管管径大小粗细不一、弯曲。脑血流图可显示脑供血不足。

养成良好的生活习惯，积极治疗高血压、糖尿病、高脂血症等，进行一些适当的体育活动，在医生指导下服用脑血管扩张药和改善脑代谢药物，对防治脑动脉硬化症，减少血管性痴呆及脑卒中的发生有重要意义。

脑供血不足的患者是不是一定会发生脑卒中？

脑供血不足是指人脑某一功能区域的血液供应不足而引起的脑功能障碍。主要表现为：

（1）头晕，特别是突然感到视物摇晃，步态不稳。

（2）突然发作的肢体麻木，突然感到一侧脸部或手脚麻木，也可伴有无力感。

（3）突然发作的吐字不清，就是我们俗称的"大舌头"。

（4）突然原因不明的跌跤或晕倒。

（5）短暂的记忆力的丧失或个性和智力的突然变化。

（6）整天头部昏昏沉沉，或者容易打瞌睡。

（7）突然发作性的一侧或某一肢体不自主地抽动。

（8）突然但暂时出现的视物不清。

脑供血不足的原因很多，主要有以下几个方面：

（1）动脉粥样硬化，也就是动脉内膜上有很多斑块，造成血管狭窄，血流变慢，严重情况下斑块脱落造成远端血管的堵塞，从而引发脑梗死。

（2）血流动力学障碍，当血压突然降低，心脏跳动减少或者跳动力量不足时脑部血液供应明显减少，达到一定程度就会引发脑供血不足。

（3）某些原因造成的血液黏稠度增高，血液缓慢及血液成分的改变，也可发生脑供血不足，如喝水很少，或者大量出汗后没有及时补充水分，或者服用一些能够增加血液黏稠度的药物等。

（4）颈椎病或颈部外伤，因为颈椎寰枢关节和颈5颈6关节错位，刺激椎动脉引起动脉血管腔狭窄或血管痉挛，通过的血流量减少，使供应的部位发生供血不足。

虽然脑供血不足有这么多的原因和表现，但是并不是每一例脑供血不足的患者最终都会发生脑卒中，而且只要及时诊断、及时预防、及时治疗，大多数脑供血不足的患者都可以有较高的生活质量。因此，建议有以上症状的患者应该及时到正规医院进行检查，让有经验的医师制定预防和治疗的方案，并坚持执行，相信一定可以较好地控制病情。

额叶出血有哪些表现?

额叶位于大脑的前部，有4个主要的脑回，即中央前回、额上回、额中回及额下回。额叶病损时主要引起随意运动、言语、视觉、嗅觉、自主神经功能及精神活动等方面的障碍。脑出血是脑卒中的一种，是脑内的血管破裂产生血块，从而压迫脑组织产生的疾病。额叶出血顾名思义就是额叶部的血管破裂产生的血块压迫额叶脑组织，从而产生临床症状，具体表现如下：

（1）运动障碍：额叶出血性病变可以刺激病灶对侧上、下肢或面部的抽搐，即杰克逊氏癫痫；严重时可诱发全身性抽搐，俗称癫痫大发作。

（2）运动性失语：也就是患者可以听懂别人讲话的意思，但自己却无法表达，或者词不达意。具体分为两种：完全运动性失语，患者完全失去讲话能力，但发音及舌运动良好；部分运动性失语，患者能发出一定言语，但词汇贫乏，言语缓慢，语法错误，常说错话。

（3）额叶性共济失调：也就是平衡能力下降，患者出现坐立、行走障碍，转身不稳，易向病灶对侧倾倒，不能够走一条直线。

（4）嗅觉、视觉损伤：病灶侧嗅觉障碍；原发性视神经萎缩和对侧视盘水肿、双侧视盘水肿，可导致病侧视力迅速下降，甚至完全消失。

（5）精神障碍：早期出现近记忆力障碍，就是最近的事情记不住了。随病变进展，远记忆丧失，就是以前的事情也记不住了。并出现表情淡漠、注意力不集中。情绪易波动、激动、易怒为额叶病变的特征。

（6）失写症、违拗症、木僵状态：患者不能听写和自动书写，即书写不能症。出现对于施加给患者的任何动作都是表示抗拒，即违拗症。亦出现木僵状态，患者不食不语，面部表情常固定不变，对内外刺激无反应。这种状态可持续数小时、数周、数月。

颞叶出血有哪些表现？

颞叶位于大脑半球下部，外表面有3个横行脑回，分别为颞上回、颞中回、颞下回。隐在外侧裂内的是颞横回。在颞叶的侧面和底面，在颞下沟和侧副裂间为梭状回，侧副裂与海马裂之间为海马回，围绕海马裂前端的钩状部分称为海马钩回。颞叶负责处理听觉信息，也与记忆和情感有关。

颞叶出血顾名思义就是颞叶的血管破裂产生的血块压迫颞叶脑组织，从而产生临床症状，具体表现如下：

（1）言语障碍：颞上回后部损害可出现感觉性失语，患者能听到讲话的声音但不能理解其意义，自己虽然可以讲话，但是用词和语法错乱，别人也听不懂。感觉性失语分为完全性和不完全性，不完全性的可以听懂部分言语。

（2）记忆障碍：颞叶海马回破坏时可出现记忆障碍，通常双侧损害时出现，记忆障碍可伴有定向障碍，也就是不知道自己在哪里。

（3）颞叶癫痫：颞叶病变常出现癫痫发作，多表现精神运动性发作，可有意识朦胧、言语错乱、精神运动性兴奋、定向障碍、情绪紊乱、幻觉、错觉及记忆缺损等，记忆障碍常为发作的基本症状，可有近记忆力、远记忆力和现记忆力障碍，时间及地点的记忆缺陷明显。可出现视物变形、变大、变小等。可有听幻觉。自动症是常见表现，发作时其活动不为意识所支配，可有毁物、伤人、冲动、自伤、裸体、惊恐、发怒等精神兴奋表现，或出现反复咀嚼、吞咽、摸索、走动等无目的的动作。患者常有梦幻觉，颞叶癫痫常有先兆，其中以嗅觉先兆最常见，幻味发作也很常见。

（4）听觉和平衡障碍：一侧损害时仅有轻度双侧听力障碍，双侧破坏时可导致皮质性全聋。颞上回也是前庭的皮质中枢，因此颞叶病变可出现平衡障碍和眩晕。

（5）视野缺损：颞叶有视辐射经过，损害时可出现对侧同向性上象限盲，也就是部分视野缺损。

枕叶出血有什么特点？

枕叶位于大脑半球后部，为顶叶与颞叶之后、小脑之上的大脑后端的部分，负责语言、动作感觉、抽象概念及视觉。枕叶是重要的视觉中枢，负责高级的视觉信息的处理。视觉信息从视网膜光感受器到大脑枕叶视觉中枢的传导途径称为视路。枕叶为视觉皮质中枢，病损时不仅发生视觉障碍，并且出现记忆缺陷和运动知觉障碍等症状，但以视觉症状为主。众所周知，视觉是人类重要的感觉器官，每天处理的信息十分繁重，因此枕叶的损伤对人的日常生活影响很大。

枕叶出血顾名思义就是枕叶部的血管破裂产生的血块压迫枕叶脑组织，从而产生临床症状，具体表现如下：

（1）第一级皮质区（17区）：一侧视区皮质接受同侧视网膜的颞侧半和对侧视网膜的鼻侧半传来的信息。损伤一侧视区，可引起双眼视野对侧同向性偏盲。刺激此区可获得简单的光幻觉。

（2）第二级皮质区（18、19区）：具有完整的视觉整合的能力。刺激此区可获得复杂形式的视幻觉。优势半球此区受损，常出现与文字有关的字母认识破坏与阅读不能；而非优胜半球此区受损，出现"物品不识症"和不认识人、不认识熟悉面孔的症状。简单来说，就是患者能够看到周围的物体，但是不能识别，对图形、面容、颜色也可以失去辨别能力。

小脑出血有什么特点？

小脑出血临床并不少见，约占脑出血的10%。由于小脑的正常解剖结构和生理功能有其特点，与一般的以肢体瘫痪为主要表现的脑卒中不同，易被人们所忽视，或误为是梅尼埃病而延误诊治。

小脑分为左右两个小脑半球，分别通过上、中、下小脑脚与被称为生命中枢的脑干相连；中间狭窄的部分叫蚓部。小脑的功能主要是调节肌张力并维持身体姿势，对随意运动起重要的协调功能，同执行精细动作、随意运动的制动及纠正作用有关。小脑位于后颅窝，在脑干的背侧，与人体的脑生命中枢相毗邻。由于小脑所处的后颅窝空间容积较小，除枕大孔外，无其他结构与颅外相通，因此当小脑出血或水肿时，邻近脑干组织易受压，也易形成枕大孔疝而致呼吸心跳停止。

小脑出血一般并无肢体瘫痪，而以共济失调为主要的临床表现，典型小脑出血多表现为突发眩晕、恶心、呕吐频繁、枕部头痛和共济失调。出血量少时，仅有一侧肢体行动笨拙，持物不稳，走路摇晃，发音呐吃呈爆破音或似吟诗状的含糊不清；查体时可发现眼球震颤，指鼻试验和闭目难立试验等呈阳性；大量出血时，不仅头痛、眩晕、呕吐和共济失调的症状加重，而且会出现脑干受压的症状，表现为同侧面神经瘫痪和对侧的肢体瘫痪；当小脑出血破入脑室，易发生梗阻性脑积水；严重的小脑出血患者很快进入昏迷，发生枕大孔疝而死亡。

小脑出血起病急，早期的临床表现又缺乏特异性，故应及早行头颅CT检查，如发现小脑有高密度出血灶即可确诊。小脑出血的治疗包括内科的积极脱水降颅压及外科血肿清除术。如果小脑半球出血量≥10ml或蚓部出血>6ml，血肿破入第四脑室或脑池受压消失，有意识障碍、颅内压增高出现脑干受压症状或急性阻塞性脑积水征象者，应及早手术治疗。

什么叫作脑干出血？脑干出血很危险吗？

脑干是颅脑内重要的解剖结构，是位于大脑下方与脊髓之间的不规则柱状脑组织。脑干自上而下分别称为中脑、脑桥、延髓，中脑与上方的间脑相接，延髓与下方的颈髓相连。脑干内存在3~12对脑神经的核团及大量上、下行白质传导束，是联系大脑、小脑与脊髓的重要通路。脑干虽然体积不大，却十分重要，对于维持基本的生命活动具有不容小觑的意义。在延髓和脑桥有调节心血管运动、呼吸、吞咽、呕吐等重要生理活动的反射中枢。所以脑干也被称为"生命中枢"，若这些反射中枢受到损害，将会影响心脏的搏动、呼吸的自主节律，破坏血压的稳定，从而危及生命。

脑干由左右椎动脉、基底动脉及其分支供血，这些血管统称后循环。如果长期的高血压、高血脂、高血糖等危险因素造成动脉壁的粥样硬化、血管脆性增加，容易造成血管破裂出血。因此，发生于脑干部位的脑出血称为脑干出血。脑干出血后，血肿的占位效应会压迫邻近的脑组织，升高颅内压，造成头痛、恶心、呕吐。由于脑干本身体积不大，发生于脑干的少量出血都可能会压迫呼吸及循环中枢，危及生命，故而脑干出血是十分凶险的。

脑卒中有先兆吗？

脑卒中虽然常常突然发生，令人防不胜防，但是最新的研究却发现，脑卒中的发生发展其实是一个慢性的过程，通常需要许多年甚至几十年不良因素的持续刺激才能形成它发病的基础，动脉血管才会产生严重的损伤，以至于最后的卒中只是疾病的总爆发，是"冰山上的一角"。

明白了脑卒中的病理生理过程，我们就可以回答以上的问题了。很显然脑卒中患者中有些是有先兆的。但是有人要说，我平时身体一直很好，即使有一些不适，也是很快就好了，可我为什么也会脑卒中呢？其实，在有些脑卒中发生前，患者往往会感到突然的一侧肢体无力感，或者口吃不太清楚，但是自己休息一下，一般10~20分钟，这些症状就会明显好转了。在这种情况下患者往往会认为是自己劳累了，没什么大不了的。殊不知这就是明显的脑卒中的预警信号，医学上称之为"短暂性脑缺血发作"，简称TIA。最新的研究发现，如果产生了以上症状的患者最终发生缺血性脑卒中的比例是33%，也就是3个人中间有1个会发生缺血性脑卒中，并且如果以上的症状持续超过1个小时，那就很有可能已经发生了脑卒中。因此，大家一定要提高警惕，如果发生了一侧肢体无力、麻木及口齿不清、步态不稳和头晕呕吐等症状，且持续10分钟以上，那就一定要引起重视，及时到医院进行相关检查，尽早地查明病因，从而阻断脑卒中的发生。

脑出血一定比脑梗死严重吗？

脑卒中分为两种，一种是脑血管堵塞，称为缺血性脑卒中；另一种是脑血管破裂，称为出血性脑卒中。很多人就想当然的认为出血就一定比堵塞严重，因此脑出血就比脑梗死严重和危险。这种想法到底对不对呢？

这种想法在老百姓中间很是普遍，在有些情况下这种想法有一定道理，比如脑出血的患者出血面积比较大，脑组织水肿比较明显，同时患者的血压控制不佳，身体的一般情况很差，这种脑出血的患者就明显比轻的脑梗死患者预后差。但是，如果一个患者的脑出血量比较少，血压和一般情况较好，也没有明显的脑水肿，而另一个患者确实因为心房颤动引起了大面积的脑梗死，并且一般情况差，脑组织水肿明显，那显而易见，前者的恢复应该好于后者，后遗症也会少些。

综上所述，到底是脑出血严重还是脑梗死严重，要具体看患者病灶部位的大小、病灶损伤神经的范围、脑水肿的严重程度以及患者的血压、血糖、心功能、肝肾功能等基础情况而定。只有把这些重要的信息一一获取，并仔细分析和动态观察，才能得出一个比较客观的评价。因此，如果得了脑出血，您不必过分慌张，只要出血量和部位尚可，积极治疗、康复和预防，那恢复的可能还是比较大的。与之相反，如果得了脑梗死，您也不能掉以轻心，一旦延误治疗或者治疗不够积极和正确，那疾病随时有加重的可能。有句名言"时间就是大脑"，我们应该铭记在心。

一过性的头晕、黑蒙是TIA发作的表现吗？

一过性脑缺血发作即短暂性脑缺血发作，简称TIA，俗称小中风，它是指在短时间内脑血流量减少引起的脑功能障碍，每次发病的时间持续不久，通常是数秒钟、数分钟或数小时等。

TIA的症状大体可以由受累血管不同而分为两组，即颈动脉系统TIA和椎-基底动脉系统TIA。后者的临床表现为眩晕、黑蒙、视物模糊、复视、偏盲、站立行走不稳，交叉性肢体麻木和无力，严重的甚至出现跌倒发作。因此，出现一过性的头晕、眼前发黑的症状时要怀疑是TIA的可能，引起高度的警惕，立即就医诊治。

但是有时候某种情况下出现一过性的头晕和眼前发黑并不全是TIA的征象，比如以下几种情况：

（1）体位性低血压：由于颈动脉窦的减压反射功能减弱，血压突然降低出现一过性头晕、黑蒙。人的体内存在主动脉弓的压力感受器和颈动脉窦，其主要功能为减压反射。在正常的生理情况下，当动脉血压升高或降低时，通过减压反射保持血压相对稳定。如果，久坐或久蹲起立过快时，或者体质虚弱者，血压不能恢复到平时状态，就会暂时地出现头晕、黑蒙。但是如果在体位改变时血压持续下降则要怀疑器质性疾病，如多系统萎缩等。

（2）晕厥：实质上也是一过性脑供血不足。这是由多种病因造成的全脑一过性供血不足而引起的症状。轻者头晕、目眩、观物模糊、全身肌肉松弛无力、恶心、出汗、皮肤苍白；严重者意识不清。但一般持续时间较短，患者躺倒后很快清醒，很少超过3分钟。可伴心率缓慢、恶心呕吐等，也可伴有意识障碍，但不像TIA那样常有局灶症状和体征（如复视、面舌瘫、半身感觉障碍和偏瘫）。

（3）心源性晕厥：严重心律失常如室上性及室性心动过速、心房扑动、多源性室性早搏及病态窦房结综合征等，引起发作性全脑供血不足，也可引起头昏、晕倒和黑蒙现象。有心律失常的晕厥者虽非TIA，但应进行积极的治疗，以免发生不幸意外事件。

（4）其他：单纯一过性的头晕，要和感觉性癫痫发作和基底型偏头痛相鉴别，前者的脑电图可见痫性放电；后者多见于青年女性，同时伴有头痛发作。

手足麻木、半身麻木是不是脑卒中？

一般感觉的神经末梢有特异的感受器，接受外界的刺激后，经周围神经、脊髓、脑干、间脑，传到大脑皮质的感觉中枢。肢体感觉麻木是在没有外界刺激下而产生感觉异常的一种表现，可见于周围神经和脊髓传导束受损的情况。

假如病变仅影响脑干到大脑的感觉传导通路，患者可以仅出现偏身肢体感觉障碍和（或）伴有偏身肢体瘫痪，以及和（或）偏盲。但是疾病的定性比较复杂，要根据患者发病的病史来决定：急性起病的绝大部分是脑卒中；慢性起病并进行性加重者，感觉障碍可能是脑部肿瘤的早期症状，反复性发作的肢体感觉麻木，要考虑癫痫的可能和有先兆的偏头痛病发作。

但手足麻木的感觉障碍也是脊髓疾病的一个重要临床表现。当然，典型的脊髓病变症状和体征，还包括肢体乏力（运动障碍）和便秘、尿潴留等（自主神经功能障碍）。值得引人注意的是，有相当一部分髓外病变的脊髓压迫症的患者，其早期的症状往往是足部感觉麻木并逐步向上发展。患者常因忽视了最初的症状而延误就诊。

颈、腰椎病引起的神经干损害，可以表现为某一肢体该神经支配区的条块状感觉障碍。

双侧对称性感觉障碍以四肢末端的手足麻木异常、感觉减退为表现，而且越向远端越明显，就好像手套、袜套样，而且常伴有运动及自主神经功能障碍，这提示属于周围神经的病变。近年来，这种表现为周围神经损害的多发性神经病的患者日渐增多，与糖尿病发病率的升高密切相关。有资料统计，确诊为糖尿病的初诊患者中有20%~30%并发周围神经病，随访10年后，其患病率更高达50%。

不同部位的肢体麻木，是不同部位神经受损的表现；不同的起病形式和病程演变和进展，又提示不同的病因诊断。因此，发生肢体麻木等异常的症状时，要及时就医，以得到明确的诊断和治疗。

脑卒中会导致痴呆吗？

痴呆指器质性疾病引起的一组严重认知功能缺陷或衰退的临床综合征，如进行性思维、记忆、行为和人格障碍等，可伴随精神和运动功能症状，损害达到影响职业、社会功能或日常生活能力的程度。

血管性痴呆是因脑卒中所致的智能及认知功能障碍的临床综合征，患者多有脑卒中史，最常见的为多发性脑梗死所引起。常表现波动性病程或阶梯式恶化；也有皮质下血管性痴呆、急性发作性脑血管性痴呆，后者表现为在一次脑出血、脑栓塞引起的脑卒中之后迅速发展成痴呆。

血管性痴呆和阿尔茨海默病性痴呆的症状表现很相似，主要是病变涉及皮质及皮质下结构；与隐匿起病的阿尔茨海默病等变性病不同，患者有高血压、糖尿病、高脂血症等疾病，有明显的脑卒中病史，有多次脑梗死的发作史，痴呆症状伴随多次脑血管事件后突然发生，多发性脑梗死是导致痴呆不可忽视的重要因素，尤其是额叶、顶叶、颞叶和海马的梗死更易发生痴呆。而且痴呆症状发展较快，伴随脑梗死的发作呈阶梯式的加重。

脑卒中是血管性痴呆的基础，病理变化为脑实质出血或脑缺血。脑血管性痴呆大致可分为5种临床类型：①弥漫性、局限性或多发性腔隙性，其总体积在50cm³以上，或虽少于50cm³但是处于某些特殊位置的梗死，可以引起多梗死性痴呆。②大脑中动脉主干或基底动脉主干闭塞导致同侧额、顶、枕叶大面积梗死，及丘脑大面积梗死，特别是双侧大脑半球或左大脑半球的病变，引起大面积梗死性痴呆。③严重的脑动脉硬化，皮质下白质萎缩，引起皮质下动脉硬化性脑病性痴呆。④旁中央动脉供血区的梗死的双侧丘脑或一侧（左侧）梗死常出现丘脑性痴呆。⑤由于大脑前、中、后动脉分布区交界处的长期低灌流，导致严重分水岭区缺血甚至梗死，致分水岭区梗死性痴呆，又称边缘带梗死性痴呆。

CT和MRI的影像学检查可见双侧基底节、脑皮质及白质内多发性脑梗死灶，病灶周围局限性脑萎缩，伴皮质下或侧脑室旁的脑白质疏松改变。

什么是血管性痴呆？

血管性痴呆是指发生在脑卒中基础上的，以记忆、认知功能缺损为主，或伴有语言、视空间能力及情感、人格障碍的获得性智能持续性损害。血管性痴呆的发病率不断升高，其患病率高于阿尔茨海默病，成为影响中老年人健康和生活质量的常见病和多发病。

在病理学上，血管性痴呆与梗死的总体积有关，病理所见较多的是腔隙样梗死病灶的总体积在50cm^{3}以上。同时，梗死的位置如额、颞叶、丘脑及脑室旁白质，特别是左侧皮质、丘脑、海马的缺血，与痴呆密切相关。脑血管性痴呆根据病理特征分为5种临床类型，最常见的是多梗死性痴呆。

目前国内对脑血管性痴呆的临床诊断大概包括：①确定有痴呆。②必须有与痴呆发病有关的脑卒中，并有影像学证实。③除外阿尔茨海默病。

血管性痴呆具有以下特征：

（1）和阿尔茨海默病相似，痴呆的表现为：认知功能障碍表现，先是近记忆力的缺损，远记忆力障碍多在后期出现；随之定向力、计算力、理解力等智能减退，可伴有语言能力下降、情感及性格改变等，影响了患者的生活和社会活动；随着痴呆症状加重发展，患者生活不能自理。

（2）同时出现神经系统受损的症状，如偏瘫、偏身感觉障碍、构音障碍、吞咽困难、强哭强笑、病理征阳性等。

（3）CT和MRI可显示双侧基底节、脑皮质及白质内多发性脑梗死灶，病灶周围局限性脑萎缩，伴皮质下或侧脑室旁的脑白质疏松改变。

（4）患者多有高血压、糖尿病、高脂血症等疾病。与隐匿起病的阿尔茨海默病等变性病不同，血管性痴呆患者有明显的脑卒中病史，痴呆症状伴随多次脑血管事件后突然发生，并伴随脑梗死的发作呈阶梯式进展。

目前，脑血管性痴呆治疗包括治疗脑卒中和改善脑功能，减轻痴呆症状。

什么是脑萎缩?

脑萎缩是指各种原因所引起的脑组织体积缩小，脑重量减轻，脑神经细胞数目减少，脑回变平，脑沟增宽增深，脑室、脑池和蛛网膜下腔扩大。随着年龄的增加，脑组织和体内其他器官一样，逐渐老化而发生萎缩，是正常的生理性萎缩。但在另一方面，由于高血压、脑动脉硬化等造成脑组织的损害病变引起的脑萎缩属于病理性萎缩。一般来讲，生理性萎缩较轻微，而病理性萎缩相对较明显。

脑萎缩的病理改变是由于蛋白质和脂肪的减少，水分的丧失，体积变小，重量变轻，全脑重量减轻。脑组织可能因有较广泛的脂质与铁色素沉着而稍有变色，于切面可见灰质与白质均有萎缩。镜下可见神经细胞退变、消失；有脑皮质萎缩，脑回变窄，脑沟增宽，脑膜稍有增厚，脑室系统明显扩大。

在CT、MRI图像上，老年脑表现为脑室、脑池的轻度扩大和脑沟轻度增宽，多为两侧对称，脑沟增宽以额叶、镰旁顶叶较为明显，可同时伴大脑半球纵裂前部及小脑扁桃体周围蛛网膜下腔扩大；脑室扩大以侧脑室额角、颞角和第三脑室较为明显。

病理性脑萎缩以记忆力障碍、情感障碍、性格行为的改变、智能减退为主要特征。记忆力下降、头晕、头痛、健忘、失眠、听力下降出现耳鸣、耳聋、幻听、幻觉、兴趣减退、智力减低、反应迟钝、注意力不集中，思维判断力减弱，进而出现智能缺损与精神障碍逐步加剧。计算力、理解力、辨识力、定位力、定向力等均减退以致发生痴呆，有妄想、幻觉；或人格变化，不顾羞耻，不讲卫生；或动作笨拙，肢体瘫痪。

大脑萎缩是一种慢性精神衰退性疾病。临床以步态不稳、书写障碍、肢体震颤、言语含糊为主要特征。

小脑萎缩可以引起共济失调，患者出现持物不稳，走路摇晃，发音呈爆破音或似吟诗状的含糊不清；查体时可发现眼球震颤、指鼻试验和闭目难立试验等呈阳性。假如合并橄榄体、脑桥萎缩，即橄榄体脑桥小脑萎缩这种变性进行性疾病，除共济失调外，还有锥体束征和锥体外系症状。

诊断与鉴别诊断篇

◆ 脑血栓形成与脑栓塞如何鉴别？
◆ 脑出血与脑梗死如何鉴别？
◆ "小中风"与"TIA"是怎么回事？
◆ 什么是蛛网膜下腔出血，其有何表现？
◆ 蛛网膜下腔出血与脑出血有什么不同？
◆ ……

脑血栓形成与脑栓塞如何鉴别？

脑血栓形成与脑栓塞虽同属于缺血性脑血管病，但两者的发病机制及发病特点有所不同。脑血栓形成是由于动脉粥样硬化等原因引起脑血管管腔狭窄或闭塞，或有血栓形成导致血液供应不足使脑组织缺血；而脑栓塞是由于血液中的栓子（如心脏的附壁血栓、动脉粥样硬化斑块等）随血流流入至脑动脉阻塞血管而造成的。脑血栓形成的发病人群多为老年人，有动脉粥样硬化病因，多在静止状态下发病，起病较缓（多以小时、天计算）；而脑栓塞患者多为青壮年，有房颤等心脏病史，起病非常急（多用秒、分钟计算）。根据既往史、发病年龄、起病方式及病程多可鉴别。

脑出血与脑梗死如何鉴别？

脑出血又称脑溢血，是指脑实质内的出血。脑出血分为原发性脑出血和继发性脑出血两类。原发性是由高血压病引起的脑出血，继发性是由其他原因如高血压、脑外伤、血液病等引起的脑出血。

脑出血多在情绪激动、剧烈体力活动或用力大便等情况下，发病因素使血压升高而诱发。临床表现为突然发病，一般在数分钟至数小时达到高峰，临床表现取决于出血的部位和出血的量。一般来讲，患者多有头痛、头晕、恶心、呕吐、偏瘫、失语、意识障碍、大小便失禁等症状。患者血压明显升高，面色发红，呼吸深沉，鼾声如雷，眼底有出血。CT检查可见脑内异常高密度影。

脑梗死是各种原因导致脑动脉血流中断，导致其供血区脑局部组织缺血、缺氧，甚至坏死，引起局限性神经功能障碍。按照病理机制又可分为脑血栓形成和脑栓塞。

脑血栓形成多见于50~60岁以上患有动脉粥样硬化的老年人，常伴有高血压、糖尿病。脑血栓形成多数起病缓慢，常常在睡眠中或安静休息状态下发生。一般来说大多数患者的神志清楚，无头痛、头晕、恶心、呕吐，除非是梗死面积特别大，或位于脑干。血压可以正常或略偏低。

脑血栓形成大多发生在大脑中动脉或前动脉的分支内，开始的症状可能比较轻，且不稳定，以后才逐渐出现固定的症状。

脑栓塞多见于心脏瓣膜病、心内膜病变和心律失常，或外伤和外科手术后患者，当各种原因产生的栓子流到脑动脉血管，阻塞脑动脉血流，就会发生脑栓塞。脑栓塞起病极其迅速，在几秒或几分钟之内即出现明显症状，是所有脑卒中中发病最快者。患者可有头痛和短暂性意识障碍。

脑梗死，无论脑血栓或脑栓塞，都有闭塞血管引起的神经功能缺失的症状，如常见偏瘫、失语、意识障碍、偏身感觉障碍及偏盲等症。在发病后的早期CT检查可以表现完全正常，在24小时或更晚一些时间后可见逐渐显示呈楔形的低密度梗死灶，大面积脑梗死者伴有脑水肿和占位效应。

当然，有时候少量脑出血患者的临床症状轻，或大面积脑梗死的患者病情重酷似脑出血，在临床上两者很难加以鉴别。CT检查有助于帮助我们及时做出正确的诊断。

"小中风"与"TIA"是怎么回事？

短暂性脑缺血发作（简称TIA）有人称"小中风"，是脑动脉一过性缺血引起的短暂性、可逆性神经功能障碍。发作持续数秒至数十分钟，在24小时内完全恢复。它常是发生脑卒中的前奏，1/3~2/3脑血栓形成的患者，曾有过TIA的发作史。

对于TIA，高血压、高脂血症、动脉粥样硬化、糖尿病是最主要和最常见的原因。引起TIA的有脑内动脉微栓塞，脑血管狭窄、痉挛、血压降低、血液有形成分在脑微血管中的淤积等。

TIA的临床表现是脑血管缺血症状，它的症状依受累脑血管分为颈内动脉供血系统和椎-基底动脉供血系统两组。前者表现为出现的一过性黑蒙、一侧肢体麻木、无力、语言不利甚至失语等症状。后者症状有眩晕、双眼视物模糊（复视）、走路不稳、发音障碍、吞咽困难、突然跌倒等。

TIA持续时间很短，通常在30分钟内完全恢复，患者因之而去就医时可以不留任何症状或体征。但是近年发现，发作超过2小时者常遗留轻微的神经功能缺损或在MRI显示脑组织缺血征象。

TIA还具有反复发作的特点。患者少则几个月发作1次，多则一天可发作几次。约1/3的患者在短期内发展成脑梗死。

因此，控制和治疗一过性脑缺血发作已成为预防脑卒中十分重要的措施。发生TIA后切不可思想麻痹掉以轻心，而应立即就医，积极进行治疗。

什么是蛛网膜下腔出血，其有何表现？

脑与颅骨之间有三层膜，由内向外依次是软脑膜、蛛网膜、硬脑膜。蛛网膜与软脑膜之间的潜在的间隙称蛛网膜下腔。颅内血管破裂后血液流入蛛网膜下腔称为蛛网膜下腔出血。

蛛网膜下腔出血分原发性和继发性两种。原发性蛛网膜下腔出血是由于脑表面或颅底的血管破裂出血，血液直接流入蛛网膜下腔所致。继发性蛛网膜下腔出血是因脑实质出血，血液穿破脑组织进入到蛛网膜下腔或脑室引起。

引起蛛网膜下腔出血的最常见原因是先天性颅内动脉瘤和血管畸形，其次为高血压、脑动脉硬化、颅内肿瘤、血液病等。一般认为青少年和儿童发病者，多为血管畸形，40岁以后发病者多为颅内动脉瘤破裂，50岁以上发病者，则往往因高血压脑动脉硬化及脑肿瘤引起。先天性动脉瘤好发于组成脑基底动脉环的动脉或其分支的远端，尤其多见于颈内动脉与后交通动脉衔接点处附近。常为单发，也可以多发，甚至合并其他类型的脑血管畸形。先天性动脉瘤往往在成年以后出现症状。

脑血管畸形是先天性血管病，该病可发生在任何年龄，但以青壮年多见，男性居多。一般地说，血管畸形是一团异常的成熟的血管，有一定的占位性质，其危害主要是破裂出血或血管栓塞。血管性肿瘤则被认为是从胚胎性血管成分生成起来的肿瘤，有十分丰富的血管，其危害主要是由于不断生长扩大，压迫脑组织。

蛛网膜下腔出血起病急骤，病前多有激动、用力，可能在排便、咳嗽及性生活时发病，突然出现头痛、呕吐、意识障碍、精神障碍等体征表现。约10%的患者有癫痫发作，发病后第2周出现癫痫者，多见于再出血。

发病后可出现剧烈头痛，多为撕裂样或剧烈胀痛。头痛部位多位于枕部，也可为全头痛，常伴有频繁呕吐。同时，由于血液刺激脑膜可产生颈部肌肉痉挛，使颈部活动受限，严重时出现颈强直，神经系统检查克氏征阳性，布氏征阳性，这就是医学上所说的脑膜刺激征。

头痛、呕吐和颈强直是蛛网膜下腔出血的三大主症。部分患者还可出现烦躁不安、谵妄、幻觉等精神症状，或伴有抽搐及昏迷等。由于蛛网膜下腔出血不影响脑实质，所以，一般不引起肢体瘫痪。但当出血位于额叶、颅底动脉环上时，患者也可出现偏瘫、偏身感觉障碍及失语等定位体征。给患者作腰穿检查时，脑脊液为均匀血性，压力增高，这对确诊很有意义。

蛛网膜下腔出血与脑出血有什么不同？

脑卒中，包括蛛网膜下腔出血、脑出血和脑梗死，习惯上将蛛网膜下腔出血和脑出血归类为出血性脑卒中，但是两者是有明显区别的。

脑出血是指各种原因引起的脑血管破裂的脑实质内的出血，它又分为外伤性脑出血和非外伤性脑出血，后者在临床上称为原发性脑出血。从病因上讲：80%以上的原发性脑出血由高血压性脑内细小动脉病变引起，故也称高血压动脉硬化性脑出血或高血压性脑出血。蛛网膜下腔出血的最常见的原因是颅内动脉瘤和动静脉血管畸形。

从临床表现上讲：两者虽然都是急性发病，但是蛛网膜下腔出血者都有剧烈的炸裂样头痛症状，而脑出血者的头痛一般是中等或重度头痛。脑出血者有血破入脑实质后所致的定位症状，如中枢性偏瘫、面瘫、失语及偏身感觉障碍；蛛网膜下腔出血者一般无肢体瘫痪等局部神经系统缺损的症状和体征，但是部分患者因血管痉挛引起肢体轻偏瘫等局灶性体征。脑实质出血如不破入脑室，不会出现脑膜刺激征；而蛛网膜下腔出血者百分之百表现为脑膜刺激征阳性。

CT检查可见，脑出血为脑实质内高密度影；蛛网膜下腔出血者为蛛网膜下腔内高密度影。

蛛网膜下腔出血为什么容易复发？

资料表明，蛛网膜下腔出血的患者，在第一次出血后容易再次出血，特别在发病后的2~4周复发率和病死率更高，应特别警惕。

蛛网膜下腔出血为什么会复发呢？它与其病因密切相关。引起蛛网膜下腔出血的常见原因为先天性发育缺陷而成的颅内动脉瘤和血管畸形；其次是高血压、动脉粥样硬化引起的囊状动脉瘤。所谓的动脉瘤是管壁薄弱处向外膨出形成囊状，动脉壁弹性减弱，在血压增高的情况下，就可导致破裂出血。动脉瘤可以单发，也可以为多个。而有些动脉瘤可以反复破裂。脑动静脉畸形在组织结构上缺少毛细血管成分，主要为脑动静脉之间形成异常的直接交通，高血流、高灌注压向脆弱的静脉分流，可导致畸形血管的破裂。蛛网膜下腔出血常在患者情绪激动、用力或排便时等血压升高诱因下而发病。

蛛网膜下腔出血后，病因却没有完全消除，存在着可能再次出血的病理基础。同时，蛛网膜下腔出血后由于血液刺激痛觉敏感结构，以及血细胞崩解释放的各种炎性物质引起化学性脑膜炎，或者血液凝固使脑脊液回流受阻，影响了脑脊液的循环，出现脑积水，使颅内压增高。因此，患者出现剧烈的头痛、频繁呕吐等，导致血压增高，易引起再度出血。即使患者经过内科治疗后病情得到了控制，但如过早活动、情绪激动、用力大便、剧烈咳嗽等，均可引起血压升高而导致再次出血。

因此，蛛网膜下腔出血发病后，要绝对卧床休息4~6周，保持大便通畅，避免情绪激动；对烦躁不安者适当选用镇静剂；对剧烈头痛者，给予适当止痛药以控制头痛。同时，一旦明确蛛网膜下腔出血后，在积极采取内科治疗的同时，要及时完善CT血管造影（CTA）和数字减影血管造影（DSA）等相关影像学检查，明确引起蛛网膜下腔出血的病因，如确定为动脉瘤和动静脉畸形，则早日施行外科手术治疗，去除病因，防止再次出血。

老年人的蛛网膜下腔出血有哪些特点？

由于老年人自身的解剖生理特点较特殊，因而老年人患蛛网膜下腔出血与青壮年的症状及体征不同，一般表现为症状出现迟缓、体征轻微等特点。

常由高血压和脑动脉硬化引起。起病比较缓慢，一般几天后才能达到高峰，诱因不明显，症状不典型。老年患者由于脑萎缩，颅腔内容量相对较大，颅内压增高不明显，症状相对较轻。同时呕吐者相对较少，这与延髓呕吐中枢受到刺激较轻或者颅内压升高速度缓慢有关。

老年患者头痛发生率低且程度较轻，并且年龄越大其头痛反应越轻或不明显，这可能与出血量较少、出血速度较慢和老年人疼痛阈值较高而对头痛反应迟钝有关。另外老年患者因弥散性脑动脉硬化产生的精神症状，掩盖了头痛症状。

老年患者一般意识障碍较重。意识障碍程度除与出血量多少、出血部位等有关外，还与年龄有一定关系，而且年龄越大意识障碍程度越重。这可能是由于老年人有弥漫性脑动脉硬化，脑部长期处于慢性供血不足，使脑细胞功能减退，一旦颅内出血，颅压增高更易引起脑组织缺氧和水肿，进而引起脑功能障碍。

老年患者急性期精神症状大多较显著，表现欣快、谵妄、幻听、幻视、定向力障碍及性格改变等。常被误认为"精神病"或"癫痫"等。

老年患者脑膜刺激征常较轻，克氏征阳性率比颈强直要高，而以出血性休克为主，表现为颜面苍白、四肢厥冷、口唇紫绀、血压下降、心率增快。其原因是出血对颈神经根及腰骶神经根刺激反应较轻微有关。腰穿为血性脑脊液，而脑脊液压力增高并不多见。同时脑脊液中红细胞消失较慢，

70%的患者在3周以上才消失。头颅CT对绝大多数老年原发性蛛网膜下腔出血患者不仅能确诊，还能确定部位、体积和脑室情况。

疾病导致的肢体瘫痪和颅神经损伤，该体征在发病初期多为轻瘫且持续时间短，原因是局限性脑水肿所致。大部分患者发病初期血压升高，24小时后出现吸收热持续1周，心律也可不规则。

若采取积极的内科治疗，一般预后较好；患者意识障碍越深，提示预后越差。

什么是脑肿瘤性卒中，如何与脑卒中相鉴别？

脑肿瘤以卒中样发病者叫作脑瘤性卒中，多发生于肿瘤确诊后，但也可发生于肿瘤确诊前，多数急性起病。脑瘤性卒中和脑卒中很相似，同样都是以偏瘫、失语、口眼歪斜等为主要临床表现。临床医生往往由于过分强调脑肿瘤发病缓慢的特征，而对特殊起病形式认识不足。老年脑肿瘤患者多伴有脑动脉硬化和脑萎缩，颅内代偿空间较大，在疾病的一定阶段，颅内压增高症状不易表现出来，加之老年人疼痛阈值高，对疼痛刺激不敏感，脑肿瘤的"三大主症"不明显；位于额叶、颞叶等"哑区"的肿瘤，早期常无定位体征。

如何与脑卒中鉴别呢？以下几点可作为参考。①脑肿瘤性卒中一般多不伴高血压和动脉硬化，而脑卒中多有高血压和动脉硬化病史。②脑肿瘤性卒中多为转移瘤所致，有原发病灶，以肺癌转移最多见，所以多有原发病的表现。而脑卒中则无相关疾病症状。③脑肿瘤性卒中常经脱水及对症治疗后，症状好转后又反复，仍会再加重；脑卒中除病情严重、抢救无效死亡外，一般经治疗可稳定或好转。④脑肿瘤性卒中偏瘫较轻，常伴有癫痫发作，并且精神、智能障碍较多，呈进展性加重，特别是位于额颞叶者；脑卒中偏瘫重，癫痫发生率很低或没有，随着瘫痪肢体功能逐渐恢复，精神症状也随之得到改善。⑤脑肿瘤性卒中眼底检查视盘水肿较重，且常进行性加重；而脑卒中视盘水肿往往较轻，多数经治疗后很快消失。⑥脑肿瘤性卒中多次腰椎穿刺检查脑脊液压力和蛋白质含量，有逐渐增高趋势；脑卒中腰穿查脑脊液压力到后期逐渐接近正常，蛋白质含量也基本正常。⑦对可疑脑肿瘤患者，应及时常规拍胸片、痰中找癌细胞、脑电图和头颅CT或MRI扫描等检查，必要时作脑血管造影检查，动态观察病情变化，以防误诊误治。

脑梗死与脑肿瘤如何鉴别？

脑梗死与脑肿瘤可根据起病形式、病灶大小、部位及范围、病程等鉴别。脑梗死多急性发病，有卒中发病危险因素如高血压、高血脂、糖尿病等，病情严重程度在数小时至数天达到高峰，然后病情趋于稳定并逐步好转，脑内缺血病灶按血管支配范围分布。脑肿瘤多慢性或亚急性起病，病情逐渐加重，脑内病灶非血管支配分布，转移灶也有多个散在分布，神经影像学提示病灶有明显水肿及占位效应。但有时脑肿瘤也可急性发病，临床症状与脑梗死类似，可采用头颅增强CT、增强MRI或MRS等检查以鉴别。

脑出血患者为什么容易合并上消化道出血？

如果脑出血患者出现呕吐咖啡色样胃内容物，则是胃出血的表现。脑出血并发应激性溃疡引起上消化道出血，是脑出血最常见的严重并发症之一，是病情危重的征兆，表明上消化道出血是脑出血预后不良的指标，但脑出血的预后主要取决于脑出血本身的病情轻重，而非直接死于上消化道出血。据报道出现上消化道出血并发症的患者占脑出血患者的19%左右，其死亡率很高，若抢救不及时，常危及生命。

其发病机制，目前多认为与丘脑下部受刺激有关。影响脑出血并发上消化道出血的主要因素是高血压，血压越高对丘脑下部、后部、灰白结节及延髓内迷走神经核的影响越大，使迷走神经兴奋、紧张，胃肠道功能亢进及发生痉挛性收缩，肾上腺激素分泌增加，胃酸分泌增多，而引起溃疡及出血。但也有学者认为，由于丘脑下部损伤性刺激，导致自主神经功能紊乱，交感神经支配的血管收缩纤维发生麻痹，血管扩张，血流缓慢及淤滞，导致消化道黏膜糜烂、坏死而发生出血或穿孔。

什么是脑心综合征，发生的机制是什么？

脑心综合征是指患者原无冠心病及相应的心电图改变，但在各种急性颅内疾病时，特别在脑出血、蛛网膜下腔出血及广泛性脑缺血坏死的患者中，病损波及自主神经的高级中枢丘脑下部时，导致神经体液障碍所引起的类似急性心肌损害、心肌缺血、心律失常、心力衰竭和心肌酶谱升高等表现。心电图也有明显改变，主要表现为Q-T间期延长，ST段下降，T波明显改变。病情严重时，可发生室性心律不齐和心肌梗死样图形。

脑心综合征常以两种形式出现，一种是脑心卒中，即先以急性脑部疾病起病，而后发生心血管病。二是脑心同时卒中，即脑部疾病和心血管病同时或接近同时发生。由于脑部疾病多较严重，心脏方面症状多被掩盖。另外有些患者症状多不明显，或虽有轻微心悸、胸闷不适等症状，也常不引起患者注意；临床检查又多无特殊表现，所以很容易被忽视，发生漏诊。

为什么脑部损害会引起心脏疾病呢？主要是因为病变影响下丘脑功能，累及自主神经中枢，导致交感神经过度紧张，儿茶酚胺分泌过多，应激和内因性类固醇分泌，神经-体液功能异常；电解质紊乱时，出现低钾、低钠、低氯等致神经调节障碍，继而导致内脏器官功能和形态改变，其中心肌最容易受损。随着病程推移，心脏自主神经活性改变逐渐恢复，但完全恢复多在1个月以后，说明卒中后自主神经活动的不平衡可能是导致心脏并发症的基础。

脑心综合征发生的机制现在还不十分明确，可能与下列因素有关：①脑对心脏活动调节作用的紊乱：心脏活动受到交感、副交感神经的双重支配，而支配心脏活动的高级自主神经中枢位于下丘脑、脑干及边缘系统。脑对心脏活动的支配存在着明确的神经传导途径。当脑部发生病变时，对心脏的控制与调节会发生紊乱，则很容易出现继发性心脏损伤。②神经体液调节作用的紊乱：急性脑部病变时，机体处于应激状态，体内儿茶酚胺、肾上腺素水平升高，可进一步引起冠状动脉痉挛与收缩，造成心肌缺血。③一些患者在发病前多年已经患有高血压、糖尿病、高脂血症等基础疾病，又同时存在动脉硬化等病理基础，脑部病变的发生给原已存在病变的心脏又增加了新的负担，导致心脏病变的发生和加重。

脑卒中为什么会引起癫痫发作？

癫痫是由于脑细胞异常放电所引起的，短暂的、突发性的脑功能障碍性疾病。它是一种临床综合征，而不是一个独立的疾病，分原发性癫痫和继发性癫痫两种。脑卒中引起的癫痫为继发性癫痫。在癫痫的病因中，纯属脑卒中引起的，所占比例不算太高，但在中老年阶段开始发生的癫痫中，由脑卒中引起者占有一定的比例。

脑卒中继发癫痫可发生于卒中后的任何时期，有的为首发或主要症状。脑卒中继发癫痫发作的机制较复杂，可能与病灶直接或间接累及大脑皮质有关。在急性期，脑出血引起癫痫可能与血肿本身的刺激、血肿的占位造成脑水肿、高颅压等一系列变化有关。蛛网膜下腔出血引起癫痫与血液直接刺激大脑皮质和引起局限性或弥漫性血管痉挛，或者畸形血管造成局部盗血，使邻近脑组织缺血缺氧有关。脑梗死引起癫痫的原因则是由于脑组织循环障碍，使脑组织缺血缺氧，导致钠泵衰竭，钠离子大量内流，代谢紊乱；或者在治疗过程中应用大剂量脱水剂，造成电解质紊乱，酸碱平衡受到破坏或合并感染，上述病理生理变化引起脑细胞膜稳定性发生改变，兴奋性增高，产生或诱发异常放电，造成癫痫发作。恢复期和后遗症期发生的癫痫大多是由于病灶的胶质细胞增生、瘢痕形成、萎缩粘连和神经细胞变性等因素形成慢性病灶，在某种条件下异常放电，引起癫痫发作。

脑疝是怎么回事，有哪几种类型？

在脑卒中的急性期，大多产生了大量出血，由于颅内压的极度增高，脑中线结构移位或被破坏，脑组织被挤压到压力较小的硬脑膜间隙或颅骨的生理孔道，引起嵌顿时就叫作脑疝。脑疝形成后，不但严重地影响脑的血液循环，而且还会压迫脑干，导致呼吸障碍，造成缺氧和二氧化碳潴留，加重脑水肿，使颅内压更高。

脑疝最常见的有两种，一种叫小脑幕裂孔疝，又叫颞叶疝、海马沟回疝；另一种叫枕骨大孔疝，又称小脑扁桃体疝。

（1）小脑幕裂孔疝是病灶侧的颞叶海马回和沟回部分的脑组织被挤入小脑幕裂孔内形成。由于天幕上的脑组织被挤压到天幕裂孔以下，使中脑动眼神经、大脑后动脉受压，血液循环受阻。患者常表现剧烈头痛、频繁呕吐、烦躁不安、甚至昏迷。病灶侧瞳孔先缩小，继而逐渐散大，两侧瞳孔不等大，对光反射消失。同时可有对侧中枢性偏瘫。

（2）枕骨大孔疝是由于后颅窝病变或颅腔内高压时，小脑扁桃体被挤入枕骨大孔并嵌顿而产生。枕骨大孔疝发生后，延髓、颅神经及血管被挤压，延髓随小脑扁桃体下移，呼吸、心跳等生命中枢受损，患者常突然出现呼吸停止、深度昏迷、四肢瘫痪、双侧瞳孔散大等，若抢救不及时，会很快死亡。

脑疝是脑卒中最危险的信号，有一半以上的患者死于脑疝。因此，在急性期应密切注意患者的呼吸、脉搏、体温、血压和瞳孔变化，及早发现脑疝，并积极进行脱水治疗，控制颅内高压，减少病死率。

脑动静脉畸形是怎么回事？

脑动静脉畸形（AVM）是脑动脉和静脉间的直接交通，即动脉血不经过毛细血管直接进入静脉系统，由于血流动力学的改变产生盗流，静脉压升高从而引起头痛、癫痫甚至颅内出血等一系列临床症状。

此病是脑血管畸形中最多见的一种，位于脑的浅表或深部，也可发生在硬脑膜。畸形血管是由动脉与静脉构成，有的包含动脉瘤与静脉瘤。脑动静脉畸形有供血动脉与引流静脉，其大小与形态多种多样。多见于额叶与顶叶，其他如颞叶、枕叶、脑室内、丘脑、小脑与脑干也有发生。按病变的大小分型：直径<2.5cm为小型，2.5~5cm为中型，5~7.5cm为大型，>7.5cm为特大型。脑动静脉畸形的凶险之处在于平时几乎没有任何症状或偶尔有癫痫发作，常无明确发病诱因，如同埋在脑中的一颗"定时炸弹"，绝大多数是畸形血管破裂出血后才诊断出来，此时若稍一疏忽，没有及时治疗，就会危及生命。形成脑内血肿或蛛网膜下腔出血是脑动静脉畸形最常见的症状。表现为突然出现剧烈头痛、颈硬，伴有恶心、呕吐和一定程度的意识障碍，不同部位病变及出血，可出现偏瘫、偏盲、失语及偏侧感觉障碍等定位体征及眼球运动障碍；部分病例有颅内压增高，类似脑瘤，其次是癫痫和头痛等。较大的脑动静脉畸形，有时眶部听诊可听到血管性杂音。

脑动静脉畸形有不同的治疗方法，包括保守治疗、放射治疗、人工栓塞、供应动脉结扎病变切除、激光切除等。过去在治疗方面存在着争议，从长期观察来看，手术效果较好，故目前多主张手术治疗。一般部位的脑动静脉畸形，可采用手术切除病灶或微导管血管内栓塞治疗。位于重要功能区、位置特别深的脑内病灶或巨大病灶，可采取在数字减影下动脉内栓塞的方法，以减少畸形血管病灶的血液供应，使病变减小，有利于进一步的手术切除或γ刀放射治疗。

动脉瘤是怎么回事？

动脉瘤是血管壁的局部隆起、扩张，通常由血管壁的脂质斑块破溃所形成，并与遗传、外伤或其他损伤动脉壁强度的各种因素有关。日积月累，动脉管壁日益薄弱，血流压力作用于管壁使其外凸而形成动脉瘤。高血压、脑动脉硬化、血管炎与动脉瘤的发生与发展有关。动脉瘤可发生于任何年龄，多发生于20~60岁的女性。可分为先天性囊状动脉瘤、动脉粥样硬化引起的梭形动脉瘤、感染引起的梭形动脉瘤、感染所致的细菌性动脉瘤、外伤后的创伤性动脉瘤以及动脉壁分离所致的夹层动脉瘤。

脑动脉瘤多见于脑底动脉分叉之处。按其发病部位，4/5位于脑底动脉环前半，以颈内动脉、后交通动脉、前交通动脉者多见，还见于大脑中动脉或大脑前动脉的分支；脑底动脉环后半者约占1/5，发生于椎-基底动脉、大脑后动脉及其分支。囊状动脉瘤多见，大小不一，直径14mm以下为小型，15~24mm者为大型，25mm以上者为巨型；创伤性动脉瘤较少见。

脑动脉瘤的临床表现有以下几点：

（1）压迫症状：脑动脉瘤因其不同的部位而产生相应的压迫症状。瘤体增大后可出现头痛，位于病侧眼眶，呈搏动性；亦可出现病侧眼球突出、眼睑下垂、眼球外展受限、轻偏瘫、运动性失语、精神障碍、尿崩症、癫痫发作和鼻出血等表现。

（2）破裂先兆：动脉瘤扩张后，常引起局限性头痛、眼痛、视力减退、恶心、颈部僵痛、眩晕和感觉障碍等，可能为脑动脉瘤破裂的先兆。当动脉瘤直径超过2.5cm时，可引起颅内压增高症状。

（3）蛛网膜下腔出血：脑动脉瘤破裂后，出现蛛网膜下腔出血症状，如剧烈头痛、恶心呕吐、脑膜刺激征、发热，可伴抽搐、意识障碍及动眼神经麻痹的表现。脑动脉瘤破裂后常反复出血，再出血后患者症状再次加重，意识障碍加深，或又出现新的症状体征。

辅助检查包括脑脊液检查、头颅CT、磁共振成像、经颅多普勒超声检查（TCD）、脑血管造影等。脑动脉瘤根本疗法是手术疗法，故应尽早采取手术，避免发生破裂。对脑动脉瘤已破裂者，其治疗与"蛛网膜下腔出血"相同。

什么是烟雾病？

有些患者由于颈内和大脑的动脉内膜缓慢增厚造成动脉的管腔逐渐狭窄以致闭塞，为了补偿脑血流量的减少，脑底及脑表面的细小血管就会出现扩张，形成烟雾状血管。当代偿性血管扩张形成，增加脑血流的速度小于因脑供血动脉狭窄脑血流减少的速度时，即产生了脑缺血症状，出现脑梗死、脑萎缩、脑软化等。因为扩张的血管在血管造影时的形态像烟囱里冒出的袅袅炊烟，所以形象地被称为烟雾病。这种病是日本人最早发现的。

烟雾病主要发生在黄种人中，在日本最多，近年来我国的发病率正在增加。男性略少于女性，男女发病率为1∶1.8。应该说，烟雾病与吸烟并无关系。有学者发现，个别家族中母子或兄妹可共患有类似疾病，考虑与先天因素有关。但根据临床、病理、免疫及实验室研究，大多数学者认为这是一组后天发生的闭塞性脑卒中，可能与变态反应性脑血管炎有关。发病年龄有两个高峰，一是在4岁左右的儿童期，二是在30~40岁时的中年期，相比来说，儿童更多见，因此很容易被忽视，儿童与成人发病之比为5∶2。发病的患者多处于4岁时的儿童期，其主要症状以脑缺血为主，常表现为癫痫；在34岁时的中年期，多以急性颅内出血起病。烟雾病的临床表现因脑缺血的轻重而有所不同，轻者表现为头痛、癫痫、肢体无力、感觉异常及视力视野改变等，重者则以脑梗死或脑出血起病而危及生命。

一般头部CT扫描可见梗死或出血性改变。梗死常为多发性的，以额叶、颞叶、顶叶、枕叶、基底节区、丘脑等处多见，半数患者可合并额叶萎缩。出血者可以是脑叶出血、基底节出血或蛛网膜下腔出血，经颅多普勒超声、MRI、MRA，特别是脑血管造影可为烟雾病的诊断提供确切依据。

烟雾病多呈阶梯性进展，如不积极治疗，预后不佳。因此，患者一旦确诊本病，应积极治疗。烟雾病的治疗可分为内科和外科治疗。对出现梗死的患者一般按血栓治疗。可用扩容、扩张血管、钙离子拮抗剂等治疗，也可以用激素治疗。国内外均有报道采用外科治疗烟雾病，可用颅内外血管吻合术、脑-肌-血管联合术等手术重建血运，改善预后。

脑卒中的诊断什么时候需要做腰穿？

腰穿对于诊断蛛网膜下腔出血（蛛血）患者有重要的临床意义。蛛血是脑卒中的一种类型，根据临床症状结合头颅CT显示蛛网膜下腔高密度影多可明确诊断。但对于少量的蛛血，头颅CT可表现正常，此时如临床症状为突发劈裂样头痛要高度怀疑蛛血，则需借助腰穿进行进一步诊断，如为血性脑脊液则可确诊蛛血。此外，腰穿在鉴别脑梗死、多发性硬化和颅内感染时也有重要作用。如：某些患者脑内多发缺血灶有时很难与多发性硬化鉴别，则可通过脑脊液中的寡克隆带和IgG指数帮助诊断。

脑卒中急性期有哪些常见的并发症？

脑卒中急性期常有多种并发症，主要是心血管并发症、肺部感染、中枢衰竭、上消化道出血、水电解质紊乱及其他并发症。并发症的发生率与病情程度有明显关系，脑出血的并发症发生率明显高于脑梗死，危重患者的并发症发生率明显高于较轻患者；并发症的多少及严重程度与预后有明显关系，死亡患者的并发症明显多于存活患者。因此积极探讨并发症的原因与治疗至关重要。

（1）中枢衰竭：脑出血和大范围脑梗死造成中枢功能衰竭，致呼吸循环功能障碍或多脏器功能衰竭是急性脑卒中早期死亡的主要原因。

（2）脑疝：脑卒中多数死亡于急性期，其原因为大量出血破坏脑中线结构，形成脑疝，脑干受压移位，危及生命中枢致死；大动脉主干突然闭塞，大范围的梗死可引起严重脑水肿，也常形成脑疝危及生命。

（3）肺部感染：由于颅压高对呼吸中枢的抑制；昏迷不能咳嗽，造成呕吐物误吸；脱水剂的使用使痰黏稠；加上有些患者应用糖皮质激素容易造成肺部感染而导致死亡。故对急性期患者应注意加强口腔护理，翻身拍背，体位引流及时吸痰，必要时气管切开以利排痰，应注意及时应用有效抗生素，以控制感染。

（4）心血管并发症：脑卒中常合并心血管病，故对脑卒中患者要常规做心电图检查，必要时做24小时动态心电图，监测心脏变化，一旦合并心血管疾病要积极治疗以提高治愈率。

（5）上消化道出血：是急性脑卒中较多见的并发症，会使死亡率明显增加，频繁呃逆是上消化道出血的先兆。

（6）水电解质紊乱及肾损害：可因使用脱水剂、高热出汗加之既往多有高血压病、动脉硬化等，导致电解质紊乱及肾损害。

（7）再出血与再梗死：脑卒中患者急性期再出血及再梗死机会不少，适当调整血压、防止便秘，可减少再出血及再梗死，临床上应注意这些细节。

（8）泌尿系统感染：脑卒中患者由于多需长期卧床，尤其是女性患者很容易造成泌尿系统感染；急性期患者的导尿管留置也容易产生感染。故要定期更换尿管，并注意翻身，加强会阴部皮肤护理，可减少泌尿系统感染发生。

急性期脑卒中并发症可单独出现，或几种同时出现，一旦出现可相互影响，造成恶性循环，增加死亡率，影响预后，应积极研究主动预防，以提高抢救成功率。

急性脑卒中为什么会发生高颅压综合征？

高颅压综合征不是一个独立的疾病，是由于脑卒中、颅内肿瘤或炎症等一些颅内疾患，引起脑脊液分泌增多、脑血液循环障碍、脑组织水肿、脑内压增高所导致的一系列临床症状。主要表现如下：

（1）头痛是最常见和最早出现的症状，多为持续性疼痛。头痛部位多位于额部或双侧颞部，并常牵涉到枕部和后颈部，而屈颈活动、剧烈咳嗽或用力大便时，可使疼痛加重。急性颅内高压如脑膜炎、蛛网膜下腔出血时，头痛常很剧烈。

（2）呕吐常发生在清晨空腹或头痛剧烈时伴发，与饮食无关。呕吐前多无恶心，典型者呈喷射性呕吐，有时头位改变可以诱发。后颅窝和第四脑室的病变易导致呕吐。儿童头痛可不明显，而仅有呕吐。若丘脑下部受损可出现呕血。

（3）视盘水肿是颅高压最重要而可靠的客观体征。急性颅内高压的视盘水肿可不明显，但急剧发生的广泛脑水肿，可在数分钟内出现视盘水肿；慢性颅内高压可有典型眼底改变，但多在发病数周后才形成视盘水肿。表现为眼底静脉充盈、视盘充血、边缘模糊、生理凹陷消失和静脉瘀血，严重者视盘周围出现火焰样出血，或有出血点等。早期视力和视野多不受影响，继续发展可出现中心暗点，并继发视神经萎缩直至失明。

（4）意识障碍的程度与颅内高压的轻重有关。轻者患者表现为表情呆滞、反应迟钝和昏睡；严重时可发生昏迷。急性脑卒中出现意识障碍，常见于脑出血和大面积脑梗死。一般预后较差，应注意积极防治。

（5）呼吸障碍：轻型患者表现呼吸节律和幅度发生紊乱，呼吸不规则，每次呼吸的深浅度不等，频率欠均匀。严重时出现呼吸衰竭，患者表现为周期性呼吸、双吸气、抽泣样呼吸等，若抢救不及时，会很快死亡。

（6）癫痫样发作：患者表现为突然抽搐、全身强直或病灶对侧肢体阵发性痉挛收缩。但当颅内压降低后，症状也可得到暂时缓解。

总之，对高颅压综合征要高度警惕，密切观察病情，及时发现和治疗。

脑出血时血肿占位及继发的血肿周围组织水肿、肿胀是颅内压增高的主要因素。当血肿或水肿的压力引起一定程度的脑组织移位时，可影响室间孔或导水管的脑脊液循环，使侧脑室内的压力增高，从而使颅内压进一步显著升高。当颅内血肿直接或间接破入脑室时，更加重颅内压增高。

小脑的血肿或梗死，更易于阻碍脑脊液从第四脑室流出，而使颅内压增高发生较早且较严重。发展迅速的脑梗死，有一部分脑组织缺氧、水肿甚至液化，总有一定程度的颅内压增高。如果梗死面积较大，颅内压力的增高也较显著，可以发生和颅内血肿相似的作用。脑梗死和颅内血肿不同之处在于，梗死引起的脑水肿、肿胀和液化，是在梗死之后才发展起来的，故颅内压增高比颅内血肿出现的要晚一些。这两种情况，都有一个颅腔内的高压区，形成不同部位间的压力差，容易引起脑组织的移位而发生脑疝。

蛛网膜下腔出血时，进入蛛网膜下腔的血液和继发的脑水肿、肿胀都可以使颅内压增高。尤其是发病数天后大量红细胞阻塞蛛网膜而造成脑脊液回流缓慢，使颅内压不断增高。这导致了发病后期的不伴有局灶症状加重的颅内压增高。

反复脑卒中会引起痴呆吗？

反复脑卒中会引起痴呆，因此脑血管病引起的痴呆又称为"血管性痴呆"。脑内皮质及皮质-皮质下区多发梗死会导致痴呆，即"多梗死性痴呆"，患者多有反复多次缺血性脑梗死的发生，并且有高血压、糖尿病等卒中危险因素。随着卒中发生的次数增多，认知功能逐渐下降，呈阶梯式波动和加重。当脑梗死部位为与高级皮质功能有关的特殊关键部位，如海马、角回和扣带回等，这些部位发生缺血的患者会出现记忆障碍等认知功能减退。当皮质下多发腔隙及广泛白质病变时，患者会出现痴呆，又称为"小血管性痴呆"。

什么情况下需要做头颅MRV检查？

头颅MRV又称"磁共振静脉成像"，是TOP-MRA、PCA、CE-MRA技术在颅脑静脉系统的应用，广泛应用为评价脑内静脉系统。可用于诊断颅内静脉窦血栓形成，了解肿瘤侵犯颅内静脉系统程度并评价静脉交通情况。颅内静脉窦血栓形成的临床表现多种多样，缺乏特异性，有时临床容易误诊和漏诊。当临床症状提示疑诊颅内静脉窦血栓形成时，通过MRV可无创性检测静脉窦是否有血栓以及血栓的位置，从而帮助疾病诊断及预后判定。另外，有时颅内肿瘤与周围静脉系统关系密切时，又可通过MRV观察肿瘤是否压迫到静脉以及静脉回流情况，以帮助临床手术方案的制定。

什么是颅内静脉窦血栓形成？

颅内静脉窦血栓形成是指颅内静脉系统回流受阻所导致的脑血管疾

病，该疾患原因多样，可有感染性和非感染性两大类。感染性主要分为局限性和全身性两种，局限性多为头面部如中耳炎、面部危险三角区感染等，全身性多为血行感染。非感染性则多见于妊娠、产褥、服用口服避孕药等导致高凝状态，也可见于血液系统疾病等。脑内静脉窦血栓形成，静脉回流受阻，颅内压力增高，患者可出现头痛、癫痫、视盘水肿等症状，头颅MRV作为无创性脑静脉成像方法，是诊断静脉窦血栓形成的重要手段，而数字减影脑血管造影（DSA）是该疾患确诊的金标准。

头痛是脑卒中的先兆吗？

头痛是许多疾病的常见症状之一，而在脑卒中中头痛更为多见。一些中老年人，特别是伴有高血压和脑动脉硬化的人，如果突然出现剧烈头痛，头痛的性质、部位、分布和感觉与平日不同，程度较重，可在夜间痛醒，由间断性头痛转变为持续性头痛，可能是脑卒中的先兆。例如头痛固定在某一部位，可能将要发生脑出血或蛛网膜下腔出血。另外，头痛伴有抽搐发作，或伴有嗜睡、昏迷，或伴有一侧肢体不适，或伴有恶心、呕吐，或伴有头昏、黑蒙，甚至鼻出血、眼结膜出血、视网膜出血，或伴有血压的波动，近期有头部外伤史等等，往往提示脑卒中发生的可能。

脑出血是脑卒中中最严重的一种，多由高血压引起。而绝大多数高血压患者，都有不同程度的头痛。头痛的程度与血压的高低有关。血压突然上升时，头痛发作；血压降低时，头痛自然缓解。高血压患者头痛的程度突然加剧，而且伴有血压突然升高，常常是脑出血的先兆。

头痛还是蛛网膜下腔出血的突出症状。因为颅内动脉和血管畸形突然破裂，使大量血液流入到蛛网膜下腔，直接刺激脑膜而引起剧烈头痛。头痛部位以枕部为主，低头时加重。头痛严重时伴有颤抖。头痛减轻，提示症状好转。如果头痛又突然加重，往往是再出血的信号，应立即采取措施，进行抢救治疗。

脑动脉硬化、脑血栓形成、脑栓塞等缺血性脑卒中也可引起病变局部疼痛，只是比较少见且疼痛的程度较轻，一般不伴有呕吐。而高血压、脑动脉硬化的患者，一旦出现剧烈头痛要高度警惕脑卒中的发生。

因此，一旦出现头痛也不必紧张，如有条件，可到医院做神经系统的全面体格检查，以采取相应的预防和治疗措施。

什么是脑淀粉样血管病？

脑淀粉样血管病是指淀粉样蛋白在脑内血管沉积，包括有大脑皮层、皮层下、软脑膜中小血管的外膜和中膜。受累血管可形成动脉瘤，发生纤维素样坏死，易导致血管破裂引起脑出血。其发病年龄多在60岁以上，随年龄增大该病发病率也不断增高，临床特点是反复发生、多灶及脑叶受累，部分患者可出现缺血性脑梗死、痴呆等症状。对于老年、无高血压史患者，如反复出现脑叶多灶出血，需高度怀疑脑淀粉样血管病。采用梯度回波MRI发现多个陈旧性点状出血有助于诊断，但本病的确诊最终需要依靠病理。病理检查采用刚果红染色发现动脉壁有淀粉样沉积，即染色后在偏振光下呈黄绿色双折光即可确诊。然而该病没有特殊治疗方法。

昏迷患者如何判断有无偏瘫？

昏迷患者有无偏瘫，是区别脑卒中与其他昏迷疾病的主要依据之一。但是由于患者意识障碍，无法取得合作，给判断带来困难。进行以下检查有助于偏瘫的诊断：

（1）头面部：患者有面瘫时，可见瘫痪侧鼻唇沟变浅，眼裂增宽，口角下垂。呼气时，瘫痪侧面颊鼓起；吸气时，瘫痪侧面颊下陷。患者常有眼球向一侧偏斜。用手翻开双侧眼睑时，瘫痪侧阻力小或无阻力，口角歪向健侧。如用力压迫眶上切迹，引起疼痛反应，正常侧面肌收缩，使口角歪向健侧更明显。

（2）肢体：正常人平卧时，双足与床面呈垂直位。有偏瘫者，瘫痪一侧的下肢呈外旋位；将两腿屈曲90°时，瘫痪肢体很快被动伸直，且往外倒；把上下肢放于不自然位置时，未瘫痪的肢体将逐渐移到自然位置，同时还常有举手、拉被、摸胸、下肢伸屈等动作，而瘫痪侧肢体则无此反应；抬起双侧肢体，然后松手让其自然下落，可见瘫痪侧肢体下落较健侧快；如用同等力量刺激双下肢的对称部位，可见健侧肢体伸缩、回避，而瘫痪侧肢体无此反应；瘫痪侧肌张力也较健侧低，腱反射减弱或消失；昏迷程度较深时，瘫痪侧病理反射为阳性。

什么叫失语，脑卒中的失语有哪几种类型？

由于大脑优势半球言语中枢病变而导致听、说、读、写能力缺失称为失语。根据脑卒中受累部位不同，语言功能各个方面有不同程度的损害，其引起的失语可分为以下几种类型：

（1）外侧裂周失语综合征：运动性失语、感觉性失语和传导性失语。①运动性失语，又称为Broca失语。患者能听得懂别人说的，但无法表达。能理解书写的东西，但无法正确且流利的读出。即口语不流利而听语理解相对保留，故又称为不流利失语。此型主要是言语运动中枢受累，病变位于优势半球额下回后部。②感觉性失语，又称为Wernicke失语。患者听不懂别人说的，自己虽能流利表达，但用词及内容不正确，别人无法听懂。此型病变位于优势半球颞上回后部。③传导性失语，特点为患者复述能力与自发语言、语言理解能力相比非常差，主要是优势半球中央沟后连接Broca和Wernicke区的弓状束或外囊有影响。

（2）分水岭带失语综合征：经皮质运动性失语、经皮质感觉性失语和经皮质混合性失语。其与前述对应失语类型表现类似，但最大的区别和特征是患者的复述能力相对保留。

（3）皮质下失语综合征：皮质下结构受累也可表现为失语，如丘脑性失语、基底节性失语等。

（4）命名性失语：又称为遗忘性失语。命名不能是主要临床表现，患者无法说出事物的名称，但能说出是如何用的，口语流利，当别人说出名字时，患者又能辨别其正确与否。此型病变位于优势半球颞中及颞下回后部。

（5）失读：患者视力正常，但识别能力丧失，不能认识图画和语句。此型病变位于优势半球顶叶角回病变。

（6）失写：患者手部肌力正常，但无法书写或写出的句子有遗漏和差错。此型病变位于优势侧额中回后部。

什么是短暂全面性遗忘症，有什么表现？

短暂全面性遗忘症是指患者突然呈现完全的逆行性遗忘，但即刻记忆和远期记忆相对保留，持续时间短暂，常在24小时内缓解的一种综合征。目前认为其发病机制可能与边缘系统尤其是颞叶海马回区域短暂缺血有关。

多发生在50~70岁年龄段，一般无先兆症状，少数患者发病前有情绪波动、剧烈体育运动或急性疼痛等诱因。起病突然，表现为不能记忆刚才发生的事情，不知道自己在干什么或准备将要做什么，患者不停地重复相同的问题，涉及时间、地点或记忆缺失时间内的相关内容，如"我在哪里？""现在是什么时候？""我为什么在这？""刚才发生了什么事？"等等，也常常因为如此被家属或朋友发现异常送往医院救治。同时短暂性获得新信息功能也有障碍，反复提出的问题在得到家属反复回答后仍然无法记忆，很快忘记答案又重复相同问题。但其意识清晰，高级皮质功能和认知功能完全正常，能正常对答和进行日常生活。同时无肢体麻木无力、行路不稳、视物重影、声音嘶哑、吞咽困难等其他神经系统受累情况。一般症状持续6~8小时，发作过后患者记忆功能完全恢复正常，只有发作期间或包括发病前的数小时到数天的一段完全不能回忆，形成"记忆空洞"。这是患者遗忘发作所留下的唯一症状，也是临床诊断的主要依据。此病预后多良好，很少有反复，多无特殊处理。因为目前认为其发病机制为血管性，是短暂性脑缺血的一种亚型，故对有脑卒中高危因素的患者，临床可给予抗血小板药物如肠溶阿司匹林或脑血管扩张药。

什么是去皮质强直？

多见于缺氧性脑病、中毒性脑病、脑炎、严重脑外伤、大面积脑梗死和脑出血等疾病发生后，当双侧的大脑皮质受损，功能广泛抑制，而皮质下中枢和脑干网状上行激动系统功能尚保存时，患者处于一种特殊的意识状态，医学上称之为去皮质强直，又叫作"醒状昏迷"或"睁眼昏迷"。

处于这种意识状态的患者由于脑干网状上行激动系统未累及，所以其可以睁眼闭眼，有时也转动眼球左看右看，但均无意识和目的性。睡眠觉醒周期也存在，时睡时醒，但一天内并无规律，还可有无意识的咀嚼、吞咽和咳嗽动作，偶尔有自发性强笑或无意识的哭叫，看上去似乎清醒，其实对自身及周围环境一无所知。神经系统检查发现各种反射如角膜反射、瞳孔对光反应、睫毛反射均存在，但由于大脑皮质功能广泛抑制，患者意识丧失，对外界刺激无论是疼痛刺激还是极力呼唤均无任何反应，无自发性语言，无真实情感流露，也无任何自主动作，与外界及他人无任何接触。查体发现患者四肢肌张力增高，双侧病理反射存在，掌颌反射、握持反射及吸吮反射阳性，下颌反射亢进，双侧的皮质脑干束和皮质脊髓束即锥体束均有受累，其姿势也有一定的特殊性，呈现双上肢屈曲内收、双下肢强直伸展。此种意识障碍患者的脑电图多呈现弥漫性的中到高幅慢波，常常预后不良，最终多死于肺部感染、心力衰竭和多脏器衰竭等各种并发症。

什么是去大脑强直？

多见于严重上部脑干损伤，如脑疝、脑干外伤、双侧中脑脑桥的出血或梗死等，使大脑与上部脑干即中脑和脑桥之间的联系中断，大脑高位中枢的中枢性抑制解除，去大脑控制后脑干网状结构和前庭核等功能亢进，伸肌中枢失去控制，肌肉的伸展反射异常亢进，出现强直痉挛。

临床表现与去皮质强直相似，患者貌似清醒，双眼能睁能闭，还能转动眼球似乎在注视物体，但其实均无任何意识，对自身和周围环境及任何刺激均无反应，也无法通过语言、手势或动作进行交流，无自发和主动活动。虽然存在睡眠周期，时睡时醒，但无规律可言。偶尔有无意识的吞咽咳嗽动作，可能有莫名其妙的哭笑，但均非主动的情绪表现。与去皮质强直的主要鉴别在于发病机制不同而呈现不同的身体姿势，去大脑强直因脑干受累，表现为颈后仰，躯干过伸位，双上肢伸性强直旋前，双下肢也强直足背跖屈，刺激呈角弓反张的特殊体位。如有去大脑强直发生则提示预后不良。

什么是闭锁综合征？

闭锁综合征是指患者虽然意识清楚，但却不能说话，不能活动的一种特殊表现。因患者不说不动，貌似昏迷，所以又叫假性昏迷。这种综合征多因脑桥基底部血栓所致。由于脑桥双侧皮质脑干束和颅神经受损，患者双侧完全性舌瘫和面瘫，面部没有任何表情，无法伸舌和吞咽，无法进食，言语完全障碍；又由于双侧皮质脊髓束受损，患者四肢完全瘫痪无任何自主活动。身体无法动弹又不能说话，也无表情，但其实由于大脑半球及脑桥背盖部网状结构并未受累，功能保持正常，所以患者意识完全清楚并有感知能力，能听懂并理解别人说话，只因为言语功能障碍，且四肢完全瘫痪，所以无法用肢体动作或语言书写表达自己的意愿。同时，由于动眼神经核和外展神经核功能保留，所以患者的睁闭眼动作和眼球运动仍然存在，完全可通过眼球活动上下视或睁闭眼来表达自己的意思。如需与患者进行交流，可以通过约定的眼部动作，如告知患者闭眼代表同意，睁大眼代表不同意或上视代表同意，下视代表不同意等等来进行。

脑疝为什么是脑卒中的危险征兆?

脑疝是脑卒中导致颅内压增高时最严重的并发症。大面积脑梗死或脑出血发生后,病灶及其占位效应使颅内压力明显增高及分布不均,导致脑组织向压力相对较低的部位移动,从骨质薄弱或没有骨性连接处嵌入而形成脑疝。常见的有小脑幕切迹疝和枕骨大孔疝:小脑幕切迹疝又称为颞叶海马钩回疝,是小脑幕上脑组织(颞叶的海马回、钩回)疝入小脑幕切迹孔使中脑受压,同侧动眼神经麻痹,表现为双侧瞳孔不等大,以同侧瞳孔较对侧明显散大,对光反应消失;同侧大脑脚受压,发生对侧肢体中枢性偏瘫;脑干其余部分脑干网状上行系统受压,患者出现意识障碍、中枢性高热、呼吸节律紊乱最后死亡。枕骨大孔疝是幕下的小脑扁桃体疝入枕骨大孔使延髓受压,而延髓是呼吸心跳中枢,也是重要的传入传出通路,受压以及脑脊液循环受阻,使颅内压力进一步升高,发生颅高压危象。患者临床表现在初期多不很明显,常因颈脊神经根牵压而引起后颈部疼痛,后因压迫逐渐增大而引起头痛加剧、频繁呕吐、意识障碍,有的出现头颈过伸、角弓反张的去大脑强直状态,生命体征如血压、脉搏、呼吸、体温明显改变,有时发生呼吸心跳突然停止,严重威胁患者生命。除上述两种之外,还有小脑幕裂孔上疝,又称为小脑蚓部疝,见于后颅凹占位病变,小脑蚓部经小脑幕裂孔疝入四叠体内,出现四叠体受压症状如双侧上睑下垂以及双眼上视障碍,不同程度意识障碍。如有脑疝发生,则提示病情危重,预后差,是脑卒中的危险征兆。

为何有些脑梗死的患者住院后比入院前的病情还要重?

在临床上有时会看到,有些脑梗死患者入院后比入院前的病情还要重,分析其原因是多种多样的。首先,脑梗死病因最常见的是动脉粥样硬化导致的血管狭窄,或粥样斑块脱落的小碎片随血流方向造成远端动脉闭塞;其次是房颤或卵圆孔未闭等导致的栓塞等等。动脉粥样硬化形成过程中,脂质沉积，血管壁内膜溃疡变性，表面变得粗糙，各种血液有形成分附着、聚集和沉积，附壁血栓形成并逐渐扩大致动脉完全阻塞，最终导致脑梗死。该病理过程使有些患者症状呈现逐渐加重，并非在数小时内就达到高峰，患者可能在脑梗死刚发生不久即入院，而入院后的溶栓、抗凝、降纤及抗血小板聚集等治疗措施无法逆转或阻止血栓的形成，所以有的患者入院后尽管积极治疗但病情仍呈加重趋势，医学上称之为进展性卒中，是一种预后较差的脑卒中类型。同样，对于有栓子来源的脑梗死，完全可能抗凝治疗效果欠佳，入院后又发生栓子脱落使新的血管闭塞或原血管阻塞加重。其次，脑梗死患者大多年龄大，既往有高血压、糖尿病、心脏病史等，极易产生相关并发症，如肺部感染、尿路感染、压疮、肾功能不全、心功能衰竭等，当脑梗死合并并发症发生时，常常难以药物控制，预后不良。再次，有些脑梗死发生后，患者的临床症状有进行性加重，复查头颅影像学，结果发现发生梗死后再出血，究其原因可能与药物用量相关，有的则与梗死类型及严重程度相关，栓塞性或大面积脑梗死多较易发生再出血，患者看上去比入院前重。

什么是CT扫描，脑卒中时头颅CT检查有何意义？

CT，即电子计算机体层扫描（computerized tomography），是利用人体各种组织对X线的不同吸收系数，通过电子计算机处理，显示不同平面脑实质和脑室的形态，用于颅内各种病变的诊断。

CT是急性脑卒中的一线检查手段，特别对于出血性病变如脑出血、蛛网膜下腔出血有着较高的诊断价值，敏感性优于MRI检查。临床症状拟诊急性脑卒中患者，头颅CT可迅速判别是出血性还是缺血性病变，血肿在CT上表现为高密度影，极易辨认，能协助明确诊断，指导医生及时采用适当的治疗方案：缺血性病变需要活血溶栓治疗，出血性病变需要明确病因（CT有时能提示出血原因是否可能是颅内动脉瘤或血管畸形等）行相应的止血疗法。此外，CT影像还能客观反映血肿发生部位、大小和形态；同时血肿周围水肿情况也能直观表现，其在CT中为低密度影；观察脑室是否受压或有无中线移位有助于了解血肿占位情况和颅内压力高低，对于指导选择内科保守药物治疗或外科手术治疗，以及内科药物如脱水剂用量大小、疗程等均有重要价值。对缺血性脑卒中来说，在急性期24~48小时内，头颅CT检查可能完全正常，其后随着时间推移逐渐显现出低密度影，一定程度上也可反映病变的部位、形状以及大小，虽不及MRI敏感，但就有MRI检查禁忌证的患者以及出血后梗死有较大诊断意义，同时对于大面积脑梗死引起的脑室受压变形和中线结构移位也有一定的诊断价值。脑动脉瘤和动静脉畸形，在CT平扫中有时可见混杂密度以及高密度的钙化影等，对诊断有提示作用。

为什么有些脑梗死患者的头颅CT检查正常？

在脑梗死发生急性期，有些患者已经出现明显的卒中症状如肢体瘫痪或言语障碍等，但急诊行头颅CT常常正常，可能存在以下一些原因。

脑缺血发生最初24~48小时内，缺血的脑组织在头颅CT图像中尚未显现出来，即报告为正常影像，而后随着时间的推移，梗死区神经胶质细胞坏死，巨噬细胞活跃，髓磷脂分裂成中性脂肪，逐渐表现为清晰的低密度影，所以有些脑梗死患者急性期头颅CT检查可以完全正常，而且尽管未见责任病灶，但行头颅CT的意义还在于排除了出血性疾病，指导了临床诊断和治疗。同时这些患者需要继续随访一段时间后复查头颅CT以明确梗死的部位和大小，给初步诊断提供支持依据。

有的患者症状轻微，如轻偏瘫或言语不利等，责任病灶非常小，为颅内小血管或（深在而细小的）深穿支闭塞，头颅CT有时显现病灶但因范围很小而且密度反差不是很大，故较难辨认，这种情况下头颅MR检查有助于显示责任病灶。

此外，对于小脑和脑干的小缺血病变灶，由于后颅凹骨质的伪影使其在CT影像上也不易辨别，可能出现检查报告正常，但临床及神经系统检查如提示后循环病变，即使CT正常，也需行头颅MRI检查以明确诊断。最后，如初次头颅CT检查在梗死后2~3周进行，这段时间可能会出现"模糊效应"，有时病灶不清晰，但如在之前或今后跟踪随访CT可见病灶显现。

综上说明临床医生对脑梗死的诊断不能过分依靠影像学检查，病史、临床表现和神经系统检查对疾病诊断仍有着至关重要的作用。

头颅CT发现脑梗死，为什么患者当时没有神经系统症状？

头颅CT在临床上是诊断脑梗死的重要辅助检查，但有时会碰到一些患者体检或因短暂的头痛头晕而行头颅CT检查，神经科检查无任何神经系统定位体征，而患者也没有任何明显不适感觉，但CT报告却提示有脑梗死，患者常觉得十分恐慌，在这种情况下必须再次仔细询问病史以确定有无脑卒中症状发生，而临床与影像学不符的原因可能有以下几种。

首先，患者有无神经系统体征取决于脑内缺血病灶范围大小以及是否累及功能区，如果病灶范围小，所在区域又非支配肢体运动感觉、语言或平衡功能区域，则患者可能无症状而且也查不到阳性神经系统体征。其次，对于许多有脑卒中易患因素如高血压、高脂血症、糖尿病、肥胖、吸烟的患者，如存在动脉粥样硬化情况，累及到颅内血管的终末小分支造成闭塞等，常常在头颅CT上显示脑室旁有多个小的低密度影，放射科医生报告为多发腔隙梗死灶，但患者临床无任何不适主诉，这种情况并非曾经有脑梗死发生。再者，头颅CT除用于诊断新鲜缺血病灶外，对陈旧性脑梗死也有很好的显示作用，表现为基本与脑脊液等低密度的缺血病灶。如CT显示脑梗死，可以从密度上初步进行新鲜或陈旧病灶辨别。患者完全可能曾有过病灶引起的神经系统症状，但经过治疗目前功能已经完全康复痊愈，或是曾症状轻微而被忽视，但现已恢复，故虽有病灶但查体无任何阳性结果。所以脑梗死的诊断必须将临床与影像学相结合，脱离临床的影像学缺乏实用价值。

什么是磁共振成像？

磁共振成像（MRI）检查是根据原子核的自旋特性，应用特定频率的射频脉冲无线电波来激发磁场中氢原子，使之发生共振吸收，当射频停止后，原子核将所吸收的能量释放出来，恢复到原来的排列状态，期间放出电磁波信号由接受器收集、电脑分析和转换后，计算成磁共振影像，而氢原子从激发改变到恢复激发前状态的过程称弛豫。弛豫又分为纵向弛豫（T_1）和横向弛豫（T_2）。人体有大量的氢原子核（质子），正常不同组织其质子密度不同，病变组织与正常组织质子密度也不同，根据密度不同产生不同的共振影像，从而鉴别不同组织的病变部位和病变性质。T_1加权为高信号呈白色的组织有脂肪、亚急性出血等，T_1加权为低信号呈黑色的有脑脊液、水肿组织等，T_2加权脑脊液和水肿组织为高信号影呈白色，空气和骨皮质在T_1和T_2加权均为低信号。目前新增的弥散加权成像、灌注加权成像对脑卒中的早期诊断以及提供可挽救的脑组织范围有着重要的实用价值。近几年发展的磁共振成像血管造影可以成像血管，无创伤性，目前广泛应用于颈部和颅内血管疾病的诊断。MRI是20世纪80年代以来开展的一项重要的检查技术，为中枢系统疾病提供了一种敏感性高的影像学检查方法。临床用于对脑卒中包括脑出血、脑梗死、脑血管畸形、动脉瘤、颅内肿瘤、颅内感染、脑白质病变以及脊髓椎管病变等的诊断。但由于强磁场对金属的作用，对于颅脑手术后有金属夹、心脏起搏器安装、人工心脏瓣膜置换术后的患者有一定局限性，这些患者无法行MRI检查，属于禁忌证范畴。

头颅CT与MRI相比，哪一个对诊断脑卒中作用大？

头颅CT和MRI检查对脑卒中的诊断各有其优势之处，对于不同的脑卒中选择不同的检查方法和手段。头颅CT对于急性期出血有较好的诊断价值；MRI对脑缺血以及亚急性和慢性血肿优于CT。急性脑梗死超早期，CT

在24~48小时内无法显示缺血病灶，由于骨质伪影，对后颅凹部位如小脑和脑干缺血病变显影差，而MRI中的弥散加权序列和灌注成像能显示急性期甚至数小时内的新鲜梗死灶，以及区分缺血中心坏死区和周边尚可挽救的半暗带区，有助于缺血性脑卒中早期诊断和在时间窗内行溶栓治疗。而且头颅MRI能够以水平面、冠状面和矢状面各个角度显示病灶，也无骨质伪影，对后循环的缺血病灶显像清晰；同时，对脑的分辨率也高，能较好地显示白质、灰质、脑池等；由于有流空效应，对动脉瘤或血管畸形的显示也优于CT。但对于有磁共振检查禁忌证的患者，如安装了起搏器、颅内有金属夹等情况无法行MRI检查时，头颅CT仍为脑卒中的首选辅助检查。此外，在脑出血和蛛网膜下腔出血急性期，CT显示高密度对诊断有极大价值，而MRI的信号则表现要取决于血液浓度、红细胞和血红蛋白、水肿情况，随病程时间变化，血肿内的血红蛋白逐步演变，从氧合血红蛋白到去氧血红蛋白、高铁血红蛋白，最后到含铁血黄素，不同时期信号随血红蛋白变化而变化，24小时内、1周、1个月到2个月，其MRI血肿信号均在变化之中，故在急性期的诊断价值远远不如CT。但近年来随着磁共振T_2序列出现，其对出血的敏感性使MRI对出血性疾病的诊断价值也大大提高。

头颅CT或MRI增强对诊断脑卒中有什么帮助？

在脑卒中诊断过程中，典型病例根据发病年龄、易患因素、发病形式、病程进展，结合神经影像学结果容易诊断。但对于不典型病例，有时很难与肿瘤、血管畸形等鉴别，头颅CT或MRI增强观察病灶有无强化对此有较大诊断价值。头颅增强CT是通过静脉给予碘造影剂之后再行CT扫描，利用不同组织对造影剂的吸收特性，增加病变组织和邻近正常脑组织之间X线吸收的差别，从而使病灶的显示率和病变的检出率得到提高。磁共振增强是指静脉注入顺磁性物质，病灶强化及强化程度与该病灶的血供情况、血脑屏障破坏的程度密切相关，有利于鉴别疾病的性质。

这两种检查手段在临床上被普遍使用，目前CT常用的造影剂有含碘离子型和非离子型造影剂，MRI临床最常用的是钆类对比剂，但是由于人体的个体差异，有些患者在使用碘造影剂的过程中及结束后会产生一些不良反应，包括过敏反应及神经毒性、血管毒性、肾毒性等，其中过敏反应是最常见的。

经颅多普勒超声对诊断脑卒中有什么作用？

TCD，即经颅多普勒超声（transcranial doppler），主要是利用低频超声技术和脉冲多普勒效应相结合来研究颅内和颈部大血管及其分支的血流动力学情况，具有无创、快捷、简便、易重复等优点，在诊断脑卒中方面有较大的实用价值。它主要通过三个窗口观察颅内血管的情况：颞窗检测大脑前、中、后动脉，颈内动脉终末段以及前交通动脉；枕窗检测后循环动脉如椎动脉颅内段、基底动脉和小脑后下动脉；眶窗检测眼动脉和颈内动脉虹吸段，同时通过血流速度参数以及动脉参数来评价受检血管的功能状态。首先，TCD可显示脑供血动脉狭窄或闭塞的部位、程度以及对脑血流动力学的影响，当TCD测不到血流信号时需考虑血管的闭塞。如发生狭窄，多表现为在狭窄段血流加速出现涡流，可根据狭窄程度分为轻度、中度和重度，对于40%~50%以上的狭窄可出现TCD异常。研究表明其与血管造影比较，TCD敏感性为92%~100%，特异性93%~100%，但对于40%以下的狭窄可靠性差；同时也可通过TCD观察血管闭塞后侧支循环建立的情况。其次，TCD对蛛网膜下腔出血后脑血管痉挛有评定价值，表现为数条血管的血流速度均明显加快，当大脑中动脉的平均血流速度超过每秒120cm则考虑血管痉挛，超过每秒200cm以上有脑缺血的可能，用于随访观察蛛网膜下腔出血患者预后指导治疗有一定作用。第三，TCD对脑血管畸形的供养血管或引流静脉也有一定的监测作用，可重建颅内血管的三维分布图，直观显示相应血管的频谱图。第四，近年来TCD用于对脑动脉血流微栓子监测，查找栓子来源和不稳定斑块的部位，治疗和预防卒中。最后，TCD还能较快速、准确地判断脑循环停止和脑死亡的过程。

什么是DSA，对诊断脑卒中有何作用？

DSA是数字减影血管造影（digital substraction angiography）的英文缩写，即电子计算机与常规血管造影相结合，应用电子计算机将组织图像转变为数字信号贮存，随后经动脉或静脉注射造影剂获得第二次图像储存，两者数字相减再采用光学减影技术消除血管造影上的骨骼、软组织等影的重叠，使血管清晰显示，即一个充满造影剂的血管图像，对颅内血管性病变诊断有重要应用价值，可观察脑血管的走行、有无移位闭塞以及异常血管。

DSA是目前诊断脑血管狭窄或闭塞的"金标准"，不但能显示大血管病变，也能较好显示直径0.5mm左右的小血管，可发现血管病变的部位、狭窄的程度以及侧支循环建立情况。除了能显示动脉粥样硬化或栓子栓塞引起的狭窄或闭塞外，对血管炎或烟雾病等引起的缺血病变有较大诊断价值。它可清晰地显示是否存在颅内动脉瘤，如有则能显示其部位以及瘤体与载瘤动脉的关系，动脉瘤是否破裂或有瘤内血栓等情况；还可清晰地显示动静脉畸形，可见畸形血管团、供血动脉以及引流静脉等。目前DSA介入性治疗成为血管性病变治疗的重要手段。如缺血性脑卒中时间窗内的动脉溶栓；颅内外血管严重狭窄的血管成形术，放置支架恢复狭窄血管的正常管径，进行卒中的二级预防；脑血管畸形的微粒或液态黏附栓塞治疗，或动脉瘤用球囊或微弹簧圈栓塞治疗，动静脉瘘的栓塞等等。

治疗篇

◆ 如何根据不同病因治疗急性出血性脑卒中？

◆ 什么是治疗急性出血性脑卒中的关键？

◆ 脑出血时应用脱水剂的原则是什么？

◆ 常用的脱水剂有哪几种？

◆ 急性缺血性脑卒中的治疗主要包括哪些方面？

◆ ……

如何根据不同病因治疗急性出血性脑卒中？

对待急性出血性脑卒中，应该尽快明确出血原因，根据不同病因采用不同的治疗方法：

（1）高血压性脑出血：积极控制血压，应及时应用适当的降压药物控制过高的血压，避免血肿进一步增大，但不宜降得过快和过低，以免造成脑组织血流灌注不足。

（2）血液病、凝血障碍、过度抗凝：如为白血病或再障等血小板功能障碍患者给予血小板输入；血友病给予补充缺乏的凝血因子；肝素过度抗凝给予维生素K或鱼精蛋白等纠正。

（3）动脉瘤或血管畸形等：可选用血管介入进行栓塞治疗。

什么是治疗急性出血性脑卒中的关键？

降低颅内压是治疗急性出血性脑卒中的关键。降低颅内压，目的在于减轻脑水肿，防止脑疝形成。因为脑出血发生后，颅内压升高以及脑疝形成常常是造成患者死亡的主要原因，积极降颅内压、控制脑水肿及避免脑疝形成是治疗脑出血的重要手段。临床常用的有20%甘露醇、甘油果糖、呋塞米、人血白蛋白等，根据患者的临床情况、颅高压症状、生命体征、肝肾功能以及电解质等可选用适当的脱水剂种类、剂量和疗程。

脑出血时应用脱水剂的原则是什么？

脑出血发生后，血肿本身及继发的脑水肿导致颅内压增高，甚者脑疝形成直接影响患者生命，急性期积极脱水降颅压是治疗脑出血的重要手段。脱水剂的药物选择、使用时间、剂量、疗程均需紧密与临床情况相结合，过大剂量和过长疗程有加重脑水肿、引起反跳及肾功能损害、电解质紊乱等药物不良反应，使用原则如下：

（1）患者临床症状轻，无头痛、恶心、呕吐等颅高压症状，出血量小，影像学无中线移位或脑室受压等血肿占位效应，不推荐使用脱水剂，无预防性用药情况。反之，则需及早使用足量适当的脱水剂减轻脑水肿，防止脑疝形成。

（2）脱水剂药物种类的选择需根据患者的临床和全身情况，不同的脱水剂有各自的优缺点。20%甘露醇降颅压效果好，在无肾功能不全情况下是脑出血患者首选，但需监测肾功能和电解质，如发生肾功能不全，可换用降颅压效果略差但对肾脏影响小的甘油果糖；呋塞米同样常常与甘露醇、甘油果糖交替使用，增加脱水作用，但极易引起低钾血症，需密切监测并注意补液中对钾离子的补充。同时当生命体征不稳定、低血压时慎用上述脱水剂，可选用人血白蛋白，其脱水作用强且不影响循环和血压，但价格较为昂贵，并且不容易购买。

（3）根据患者年龄、临床改善情况及颅内压控制情况选择、调节药物剂量和用药间隔时间，推荐剂量甘露醇为0.25~0.5g/kg。近年来有研究表明小剂量甘露醇125ml与250ml脱水作用强度相当，但前者肾损性小于后者。脑水肿轻者给予9~12小时一次，重者每4~6小时一次，使用时间原则上不超过1周，并且药物应逐步缓慢减量，避免反跳。

（4）脱水剂甘露醇需快速静脉滴注，在20~30分钟内全部滴完。

常用的脱水剂有哪几种？

临床上常用的脱水剂根据作用机制不同分为以下几种：

（1）高渗性脱水剂：静脉输入后，不易从毛细血管透入组织，血浆渗透压升高，造成血浆与脑组织之间存在渗透压梯度，脑组织脱水继而颅内压降低。临床上以20%甘露醇较常用，其降压速度快，疗效肯定，为颅高压症状治疗的首选药物。但由于其主要通过肾脏排泄，故肾功能不全患者慎用或禁用，使用过程中需监测肾功能；本品具有强渗透性利尿作用，对血容量不足的患者需纠正血容量后再使用。甘露醇使用后，5~10分钟开始起效，2小时左右到达高峰，作用维持4小时左右。此外，20%人血白蛋白也可通过增加血浆胶体渗透压而达到脱水目的，其对血容量无明显影响，适用于生命体征不稳定的低血压患者，每天可用1~2次，每次10g。

（2）利尿剂：通过利尿作用使机体脱水，从而间接地使脑组织脱水，以呋塞米较为常用。作用于髓袢升支的髓质部和皮质部，抑制氯离子主动重吸收，使髓袢升支氯化钠重吸收减少，到达远曲小管的钠离子增多，促进了钠钾离子交换，使钾的排出增加，水分大量排出，因此易造成电解质紊乱如低钾血症低钠血症，需密切监测。临床上常与甘露醇或甘油果糖交替使用，增加脱水作用降低颅内压，也适用于心肾功能不全禁用甘露醇者，剂量20~40mg/次静脉推注，每天2~4次。

急性缺血性脑卒中的治疗主要包括哪些方面？

急性缺血性脑卒中治疗主要包括以下几个方面：

（1）重建血管再通，防止血栓形成：包括溶栓、抗血小板聚集、抗凝、降纤治疗等。溶栓治疗又分为静脉溶栓和动脉溶栓。对于心源性栓塞、动脉夹层、进展性卒中、反复TIA发作等情况可采用肝素抗凝治疗，但期间必须严格监测KPTT、INR，基本控制INR值在2~3之间，以期达到治疗效果和防止出血并发症。INR过高如大于3，出血风险性大大增加；过低如小于2，则再发脑梗的概率显著升高。同时还需备鱼精蛋白、维生素K等拮抗剂用于对抗可能的出血并发症。对无法进行溶栓治疗，如有禁忌证或超过时间窗的患者应尽早使用抗血小板制剂，有肠溶阿司匹林、盐酸噻氯匹定、氯吡格雷、双嘧达莫等。较为常用肠溶阿司匹林75~300mg，但对有胃溃疡或出血倾向的患者慎用或禁用。降纤治疗也应早期进行，用药前后需监测血纤维蛋白原含量，对阻止血栓进一步形成有一定作用。主要根据血纤维蛋白原含量选择降纤酶的用量，一般30IU为1个疗程，可每日或隔日5~10IU。

（2）脱水降颅压：对于脑水肿明显如中线移位或脑室受压的患者，应积极使用甘露醇、甘油果糖、呋塞米、白蛋白等药物进行脱水治疗，期间根据患者的临床症状控制情况调整剂量，同时须密切监测肾功能和电解质。

（3）减少缺血及缺血再灌注脑损伤：目前国内有大量的神经保护剂涌现，动物实验证实有效，但临床疗效仍有待大样本临床试验结果支持。常用的有细胞代谢稳定剂、自由基抑制剂、钙离子拮抗剂等等。

（4）积极控制易患因素，进行卒中二级预防：脑梗死患者大多有高血压、高脂血症、糖尿病等易患因素，急性期需积极控制血糖到正常范围；目前急性期对血压的控制不主张过低过快，认为较高血压有利于保持大脑血流灌注压，待急性期过后需严格控制血压至正常范围；此外，可选用他汀类药物降低血胆固醇和低密度脂蛋白（LDL）含量，同时达到稳定动脉粥样硬化斑块的作用。

（5）脑梗死发生后，待生命体征稳定，应积极、及早地进行康复锻炼，包括瘫痪肢体和语言的训练，以期尽快地促进神经功能恢复。

（6）维持呼吸道通畅，注意水电解质平衡，防止肺部感染、尿路感染和压疮等并发症。

为什么要把TIA当成急症处理？

有很多脑梗死患者回溯以往的病史，往往会发现曾有短暂性手脚无力，短暂性单眼失明，或是头晕目眩。而多数人因其症状短暂而置之不理。以上这些症状事实上往往就是TIA，即短暂性脑缺血发作。等这些人发生脑卒中后才后悔，当初没有好好重视TIA治疗。

TIA是缺血性卒中最重要的危险因素或临床前期，近期TIA频繁发作是脑梗死的特级警报。据统计，已有这种发作，而又未经适当治疗而任其发展，则有1/3患者在数年内发展为完全性脑梗死；1/3由于长期反复发作而损害脑功能；1/3可自然缓解。TIA一经出现，便预示有发生脑梗死的可能。有TIA者其进展为脑卒中的概率要比无TIA者高10倍。TIA初次发作后，进展为脑卒中的概率将明显增加，其中1周内发生者占5%，1个月内发生者占10%，1年内发生者占20%，5年内发生者占35%。最新的文献统计提示TIA后发生脑梗死的比例比先前所认为的还要高得多。

因此，目前临床已将TIA作为神经科急症进行处理。在防治急性脑卒中工作中，及早诊断和正确处理TIA已被普遍认为是一个关键性的重要环节。

在当前，脑梗死仍缺乏有效的特异治疗方法，所以及时采取一些预防性处理仍然可以使患者受益，如针对颈部动脉的影像学检查及动脉内膜剥脱术可以减少与颈部动脉有关的脑梗死发生等等。所以在出现TIA的症状时，及时就诊，进行适当的预防性治疗以延缓或减少脑卒中的发生，仍将是积极有效的治疗方法。

蛛网膜下腔出血怎样治疗？

治疗蛛网膜下腔出血（SAH）的方法，分手术治疗和内科治疗两种。手术治疗的目的是去除病因，对止血和防止再出血很有意义。因此除病情严重、年龄太大或伴有其他严重并发症者外，应不失时机地进行手术治疗，尤其是脑血管瘤、血管畸形者更为必要。但广大农村或边远山区，由于受医疗技术和设备条件的限制，不能进行手术者，内科治疗仍十分重要。

内科治疗主要包括以下几个方面：

（1）绝对卧床休息：有资料表明，蛛网膜下腔出血第1次发病后的2~4周，复发率和病死率很高，4周以后复发者大为减少。而凡能引起血压升高的因素，如过早活动、情绪激动、用力大便、剧烈咳嗽等，均可导致再出血。所以应要求患者绝对卧床休息，时间一般不少于1个月，并要注意控制情绪，避免精神激动和用力排便，尽量减少探视和谈话。对神志清醒者，给足量止痛药以控制头痛。烦躁不安者，可适当选用镇静剂，如地西泮10mg肌内注射。要避免尿潴留和大便秘结。昏迷患者留置导尿管，按时冲洗。大便秘结者，给予缓泻药和润肠药，如果导、开塞露等。

（2）控制血压：血压升高是引起蛛网膜下腔再度出血的主要原因，

所以，要注意控制血压。一般要保持在平时水平，最好不超过20/12kPa（150/90mmHg），但不能降得太低，以防脑供血不足。在药物选择上，近年来多主张选用钙拮抗剂，如硝苯地平、尼莫地平、尼卡地平等药物。这类药物不仅可控制血压，还可通过血脑屏障，选择性扩张脑血管，解除脑血管痉挛。蛛网膜下腔出血的患者常于初发症状恢复后数日又再度恶化，这是由于脑血管痉挛导致迟发性缺血性神经功能缺损，多发生于发病后第4~14天，可持续数日或数周，导致严重的后遗症或死亡。可采取扩大血容量、应用钙离子拮抗剂、β受体阻滞剂和手术疗法加以预防和解除。

（3）减轻脑水肿：蛛网膜下腔出血后，脑脊液中混有大量血液，甚至有凝血块，影响脑脊液循环，使颅内压增高，患者常表现为剧烈头痛和意识障碍等，应积极治疗。一般应用20%甘露醇250ml静脉滴注，加地塞米松10mg静脉推注或快速静脉滴注，每4~6小时一次，必要时用呋塞米20~40mg静脉推注，也可取得较好疗效。

（4）止血剂的应用：6-氨基己酸、氨甲苯酸是一种抗纤溶药，能够抑制纤溶酶原激活因子，使纤溶酶原不被激活成纤溶酶，从而抑制纤维蛋白的溶解，保护血管破裂处形成的凝血块，以防止再出血。用法：将6-氨基己酸6~12g加入5%糖盐水500ml中静脉滴注，每日一次，可连用1~2周。氨甲苯酸200~400mg，加入5%~10%葡萄糖500ml中静脉滴注，每日1次，或每次用0.1~0.2g，缓慢静脉注射，每日2~3次。另外，也可用卡巴克洛、酚磺乙胺、维生素K等药物治疗。

蛛网膜下腔出血后脑血管痉挛的内科治疗有哪些？

蛛网膜下腔出血后脑血管痉挛的内科治疗有以下方法：

（1）高容、高压、血液稀释疗法：该疗法通常被称作"3H"治疗，是目前治疗蛛网膜下腔出血的主要方法之一。研究显示：蛛网膜下腔出血后会发生低血容量，这可能是由红细胞容量丢失或循环血量减少引起的。故应先恢复血容量，然后扩容。血液稀释是血浆容量扩充的直接结果。稀释疗法在30%~40%之间时，脑氧运输平稳，显著影响血液黏滞性，因而可降低外周阻力，增进微循环的血液流变学。目前已证实：高容血液稀释可增加心输出量，从而增加脑血流量。但尽管进行了扩容治疗，还是有约34%的患者发生症状性血管痉挛。

（2）钙离子拮抗剂：在蛛网膜下腔出血中应用钙离子拮抗剂的主要作用原理是保护神经细胞效应和血管扩张效应。它主要作用于微循环，抑制钙离子进入平滑肌细胞，抑制内皮细胞和血小板释放血管活性物质。此外钙离子拮抗剂有助于增进双侧循环。

有实验证明对预防性应用尼莫地平的随机临床试验进行了分析，证实有良好效果。此外，尼莫地平可以使脑缺血和脑梗死造成的死亡率显著下降。但静脉内应用可能引起低血压，故需调整剂量以维持平均动脉压高于90mmHg。尼卡地平也可以减少血管痉挛的发生，但其不良反应较多，如低血压、肺水肿、肾衰竭等。

（3）脑池内纤维蛋白溶解治疗：研究表明脑池内注入重组组织纤溶酶原激活物，行脑池内纤维蛋白溶解凝块治疗可降低血管痉挛发生率，但并不影响3个月后的情况。

（4）抗氧化剂和自由基清除剂：自由基清除剂（过氧化物歧化酶、Tropolone衍生物、脂质过氧化物抑制剂和铁离子螯合剂等）在动物模型Ⅱ、Ⅲ期临床试验中做过研究。如U-74006F有潜在的抗氧化特性，可以抑制脂质过氧化物的激活。在Ⅱ期临床试验中，当与尼莫地平同时使用时，该药可安全有效地预防迟发性缺血损伤。将羟基清除剂Nicaraven用于大鼠模型中证实其具有抗血管痉挛和脑保护作用，并且脑血流和糖的利用都有改善。Ebselen是一种含硒有机化合物，它可以通过类谷胱甘肽过氧化物酶作用抑制脂质过氧化。在日本进行的一项随机对照研究中，该药并不影响症状性血管痉挛的发生，但与对照组比较，迟发性损害的患者有好转的趋势。

（5）其他：如免疫抑制剂。研究发现蛛网膜下腔出血后10小时血浆中即出现免疫复合物，并持续2周以上，同时也伴有血浆补体C3d的升高。*丝*

氨酸蛋白酶抑制剂可将迟发性脑缺血的发生率由55%下降到13%。血栓素 A_2 合成酶抑制剂 Cataclot 治疗，结果显示治疗组仅在预后、迟发性脑缺血和死亡率上有轻微的改善。但其作用并不十分确定或是不良反应明显，现在临床上并不作为常规用药。

烟雾病如何治疗？

烟雾病（moyamoya disease，MMD）是一组以双侧颈内动脉末端及其大分支血管进行性狭窄或闭塞，且在颅底伴有异常新生血管网形成为特征的血管性疾病。"烟雾"名称的来源是在脑血管造影时显示脑底部由于毛细血管异常增生而呈现一片模糊的网状阴影，有如吸烟所喷出的一股烟雾，故名。其临床表现主要分为出血和缺血两大类，起病年龄有5岁和40岁左右的双峰分布，儿童患者以缺血为主要临床表现，成年患者缺血与出血事件发生基本同概率。烟雾病的实质是脑底部动脉主干闭塞伴代偿性血管增生。

烟雾病的治疗因其发病原因不明，目前国内外还没有十分理想的方法。用于烟雾病治疗的药物有血管扩张剂、抗血小板药物及抗凝药等，这些药物有一定的临床疗效，但有效性均没有得到临床试验的证实。对于有缺血症状的患者可考虑使用阿司匹林、氯吡格雷等药物，癫痫患者可予使用抗癫痫药物，但尚无有效的药物能够降低烟雾病患者的出血率。

烟雾病手术治疗疗效明显优于药物治疗，目前绝大多数的烟雾病患者是采用外科手术治疗。出血性烟雾病的治疗目的是通过增加脑皮质的血供，减轻脑底部烟雾血管的供血负荷，从而防止再次出血；缺血性烟雾病的治疗目的是增加血供，减少缺血性发作。由于烟雾病有进展性，因此诊断明确后即应手术。手术可分为直接和间接的血管重建手术，但是手术方法很不统一，其核心都是将颈外动脉引向颅内，并且各种方法都还缺乏有循证医学证据的大量病例报道。外科治疗方法包括3类：间接血管重建手术、直接血管重建手术以及直接和间接相联合的血管重建术。

如何治疗脑出血合并的上消化道出血?

脑出血并发应激性溃疡引起消化道出血,是脑出血最常见的严重并发症之一,占脑出血患者的19%左右,死亡率很高,若不及时抢救,常危及生命。此种情况特别多见于脑干出血,常与脑卒中的严重程度相关,即病情越严重,消化道出血发生率越高。合并消化道出血的患者预后较差,病死率可达半数以上。引起消化道出血的病变包括溃疡、黏膜出血性糜烂、出血性胃炎、慢性溃疡急性发作等。消化道出血的发生时间以脑出血后第1~2周居多。

脑出血并发消化道出血的发病机制迄今仍不明确,可能与丘脑、丘脑下部受损直接有关。实验证明,刺激下丘脑前部(副交感神经中枢),胃肠分泌及肠蠕动增加,胃终末血管痉挛,黏膜缺血发生溃疡或损害而出血。脑卒中时脑水肿及颅内压增高,可直接作用于丘脑下部及其下行通路,或使脑干移位,或使脑灌注压降低,下丘脑、脑干血流量减少均可引起消化道出血。另外,在应激状态下,胃黏膜上皮的H_2受体被激活,促使大量胃酸和胃蛋白酶原分泌,损伤胃黏膜,同时由于黏膜屏障的破坏,氢离子反向离散使胃黏膜糜烂、溃疡出血。药物因素也是一个值得注意的问题,大量肾上腺皮质激素的使用,尤其是近年来溶栓治疗广泛开展,导致消化道出血的发生率增高。此外,重症急性脑卒中患者,早期多有意识障碍,不能进食,增高的胃酸得不到中和及消耗,胃黏膜失去食糜的保护,也是导致胃黏膜损伤的原因之一。

对于脑出血的患者,首先是要提高警惕,注意观察出血先兆,如突然发生面色苍白、出汗、脉速、血压骤降等现象。当重症脑卒中患者出现上腹胀感、频繁呃逆、血压下降、烦躁及意识障碍加重等,应考虑合并消化道出血的可能。如果发现呕血、便血、黑便或从胃管中抽出咖啡色的内容物时,应立即采取措施。应暂时禁食,或进流质饮食,避免刺激性食物,如辛辣的食物。

在治疗上可用脱水剂，如20%甘露醇静脉滴注，尽量减轻脑水肿。停用可能加重上消化道出血的药物，如激素等。使用一些止血剂，如卡巴克洛等。尽早使用H_2受体拮抗剂，如西咪替丁，或质子泵抑制剂如奥美拉唑等，预防性用药比治疗性用药更重要。可放置鼻饲管，把胃内容物抽空，并注入一些止血药物，如云南白药、氢氧化铝凝胶或去甲肾上腺素盐水灌注等。

出血量大的患者，应予输血治疗。当出血危及生命时，可考虑及早内镜检查，试行镜下止血，或行胃大部切除术。

如何治疗脑心综合征？

对脑心综合征应给予积极的治疗，主要的治疗措施如下：

（1）病因治疗：首先应积极治疗原发病，心脏活动的异常和心电图改变可随着原发病的好转而逐渐恢复正常。

（2）保护心脏功能：甘露醇会造成冠状动脉痉挛，影响冠状动脉血流。一般对于心肌病，心梗合并脑梗死（分水岭梗死、大面积脑梗死），主张用呋塞米，不用甘露醇，以减轻心脏负担，避免发生心衰；心脏有缺血性损害时，其治疗与脑梗死相似，应给予扩容剂、抗血小板聚集、溶栓剂等；用强心药治疗脑梗死，其目的是增加心脏排血量，从而增加脑血流量，使其半暗带得到恢复。因此，应用强心药不要保守，要提前，出现心脏损伤时，包括肺水肿、肾脏改变，就要用药。控制输液速度及输液总量，避免过快输入导致血容量增加，加重心脏前负荷；昏迷患者及时吸痰，早期气管切开，排除气道梗阻，保持呼吸道通畅，降低肺动脉压力，减轻心脏负荷。

（3）支持治疗和护理：要绝对卧床休息，不要过多地搬动患者。保持安静，避免躁动和抽搐，大便要通畅，必要时给予开塞露或肥皂水灌肠通便。保持呼吸道通畅，低流量持续吸氧。限制液体入量，24小时液体进入量限制在1500ml以内。避免大量应用脱水剂及快速输液，以免加重心脏负担。必要时给予强心利尿剂，一般以小剂量多次给予毛花苷C为佳。每次不超过0.3mg，配合呋塞米20~40mg。

（4）药物治疗心律失常：临床观察发现，大多数治疗心律失常的药物对脑心综合征的心律失常无效。近年来有报道，用钾盐和肾上腺素能β受体阻滞剂如普萘洛尔、美托洛尔等获得良好效果，常用普萘洛尔10~40mg，隔日一次，口服，于1~4小时可获得最大疗效，可持续5~6小时。若病情要求迅速终止发作可静脉给药，也有报道运用FDP（1,6-二磷酸果糖）在缺血性脑卒中患者的脑心综合征治疗上也有一定的效果。

脑卒中患者发生呃逆怎么办？

呃逆俗称打嗝，是膈肌和其他呼吸肌突发不自主强有力的痉挛性收缩所引起，继而出现延迟、突然的声门关闭而终止，伴发一种特殊的怪声，是脑卒中的常见症状。其发生原因：①与脑干网状结构受到疾病影响有关，并涉及脑干呼吸中枢、呕吐中枢的功能活动。②脑卒中合并上消化道出血或胃扩张、胃痉挛等，刺激了迷走神经和膈神经而引起。③大量的脱水剂应用，使水电解质紊乱及酸碱平衡失调，导致膈神经和迷走神经兴奋性增高，也可发生呃逆。

脑卒中是顽固性呃逆的常见病因之一，包括脑梗死、脑出血、动脉瘤和动静脉畸形等。病变大多位于脑桥和延髓，或累及脑干的后颅窝病变，说明脑干呃逆中枢分布较广泛，脑干的多个神经核团和结构参与了呃逆中枢的组成。在脑梗死患者中，以小脑后下动脉闭塞引起的延髓背外侧梗死最为常见，患者常伴有眩晕、恶心、呕吐、吞咽困难、饮水呛咳、面部和肢体麻木无力以及肢体共济失调。持续性呃逆可加重患者饮食困难、疲劳和精神萎靡，引起吸入性肺炎、营养缺乏、水电解质紊乱、身体质量下降、失眠、抑郁和呼吸抑制等，可进一步加重脑卒中，使脑梗死患者的恢复期显著延长。因此应及早终止发作，治疗应选择对脑血流和神经功能恢复无影响的药物。

脑卒中一旦出现呃逆，往往连续不止，成为顽固性呃逆，治疗较棘手，且提示预后不佳。对呃逆的处理，首先应针对病因治疗，如当脑水肿、颅内压增高时，应给予脱水剂，以降低颅内压；若由胃部胀气所致，可行胃肠减压；若因电解质紊乱和酸碱平衡失调，应予纠正。经上述治疗不能停止者，可采用以下方法：

（1）刺激迷走神经法：用棉签反复擦试咽部引起呕吐、刺激鼻黏膜引起打喷嚏。用拇指按压两耳轮廓由轻至重；干扰膈神经的传导，如有节律叩击第5颈椎、在膈神经经过的皮肤表面放置冰块、把患者头部扣上塑料袋内重复呼吸或令患者深吸气后屏气不呼出，使血中二氧化碳浓度升高，以终止发作。屏气法：深吸一口气，憋气片刻，再用力呼出，反复做数次。

（2）药物疗法：肌内注射甲氧氯普胺或地西泮（安定）10mg，亦可口服甲氧氯普胺每次10mg，日服3次。巴氯芬5mg每天3次口服，尼莫地平40mg每天3次口服，尼可刹米0.75g静脉滴注，利多卡因100~200mg缓慢静脉滴注，维生素B₆500mg静脉滴注；氟哌啶醇50mg肌内注射每天3次，好转后20mg每天3次口服；硝苯地平10mg每日3次口服，苯妥英钠0.1g每日3次口服，亦可山莨菪碱10mg、阿托品1mg肌内注射。若颅内压和血压不高，可用哌甲酯10~20mg肌内注射或缓慢静脉注射，常在5~10分钟内使呃逆停止。

（3）针刺疗法：取巨阙、中脘、双侧足三里、双侧内关，根据患者体质和病情，采用弱刺激诱导，或中强刺激等手法，持续2~3天；氯丙嗪穴位注射双侧膈俞、内关、足三里，每日每穴5mg。

如何治疗脑卒中引发的癫痫？

脑卒中伴有癫痫发作，一般提示病情较重，预后较差。除脑血管畸形和蛛网膜下腔出血产生的癫痫患者年龄较小外，卒中后癫痫多见于中老年人，尤其是脑栓塞、脑血栓形成和多发性腔隙性脑梗死。由脑卒中引起的老年性癫痫在临床上很常见，可达30%~50%。癫痫发作既可出现在急性期，也可出现在卒中后数年，甚至有些卒中患者以癫痫发作为其唯一表现或始发症状。出血性脑卒中引起的癫痫多在急性期发生或为始发症状，并以全身性发作为多见。而缺血性脑卒中引起的癫痫多在以后发生，且以部分性发作为多。癫痫的发生与脑卒中病灶大小及脑卒中严重程度不一定呈平行关系，但与皮质损害关系密切，额、颞、顶叶损害发生率较高。

脑卒中引起癫痫发作，在急性期仍应注意治疗原发病。一般随着病情好转，癫痫即可终止发作。极少数患者会出现经常发作，有时呈连续发作，叫作癫痫持续状态。对大发作的患者应扶持其就地卧倒，防止跌倒或撞伤，衣领和腰带要松开，以利于患者呼吸。若患者发作时间较长，要尽快送入就近的医院就诊。发作时可将患者的头转向一侧让分泌物流出。还有些患者在发作时或发作后胡言乱语、无目的地走动、大哭大闹、甚至伤人等。最好的办法是赶快让专科医生进行处理。

针对病因治疗是关键，一旦病因明确，应对因治疗。对于病因已明而暂不能治疗者一般均需行药物治疗。手术治疗主要适用于难治性癫痫。对有癫痫发作的患者，可根据其类型选择相应的药物治疗，如苯妥英钠、卡马西平、苯巴比妥等。对癫痫持续状态，应采取紧急抢救措施，使其尽快终止发作。可用地西泮直接静脉注射，根据患者的呼吸、心率、血压及发作情况，控制注射速度。出现呼吸抑制现象时应停止应用。

各型脑梗死继发癫痫长期复发者不多，故抗癫痫治疗在发作控制且病情稳定好转后，即可停药观察；而长期复发性癫痫患者则宜进行正规的抗癫痫治疗。

什么是静脉溶栓？

我们知道脑梗死的发生是由于动脉粥样硬化斑块破裂或心脏的附壁血栓等脱落堵塞脑部血管，导致脑组织急性坏死。所谓"静脉溶栓"就是静脉输入某些特殊的药物，把堵塞血管的血栓尽量溶解掉，以促进血管的再通，尽可能地恢复缺血脑组织的血供。根据所选用的溶栓药物的不同，脑梗死的溶栓时间窗为3~6小时，重组人组织型纤溶酶原激活物（简称rt-PA）的溶栓时间窗为3~4.5小时，使用rt-PA在3小时内溶栓最佳，最长不超过4.5小时，尿激酶溶栓时间窗则为6小时。目前国际上最常用的静脉溶栓药物为rt-PA。溶栓所需rt-PA的剂量需根据体重严格计算得出，通常每公斤体重为0.9mg。首先静脉推注总剂量的10%，剩余的90%溶解于100ml生理盐水中，1小时滴注完毕。虽然rt-PA静脉溶栓治疗是目前最有效的急性脑梗死治疗方法，但由于存在出血风险，并非适用于所有急性脑梗死患者。首先，静脉溶栓存在严格治疗时间窗，必须在发病后4.5小时内用药，否则将增加出血风险。临床上，经常会遇到一些患者在早晨醒来后发现肢体活动的障碍，因为在睡眠中发病，无法判定具体的发病时间，若患者最后清醒未发病时间距发现症状时已超过4.5小时，则无法进行溶栓治疗。另外，近3个月内有重大手术史、存在出血倾向、严重心肝肾疾病、恶性肿瘤、80岁以上高龄和正在进行抗凝治疗等都是溶栓治疗的禁忌证。静脉溶栓后需卧床24h，暂缓使用其他活血药物，24h后复查头颅CT如无颅内出血即可适当活动。

什么是动脉取栓？

除了前述的动静脉溶栓治疗外，近两年国际上开展了新的脑梗死急性期治疗方式，即动脉取栓，又称机械取栓或支架取栓。Solitaire™FR是全球临床实验研究中最主要使用的取栓支架。Solitaire取栓支架采用一条微导管，经腿部切口进入大脑，到达卒中发病的动脉。一旦放置到位，Solitaire即可移除导致卒中的血栓、恢复血液流动，从而挽救脑缺血半暗带组织（已经缺血，但尚未完全坏死的脑细胞），使其支配的肢体或语言功能恢复正常。与传统静脉溶栓治疗方法相比，动脉取栓方法急救时间窗更长，恢复率更高。动脉取栓技术成为近两年救治缺血性脑卒中的最大科技进展，可以将救治时间窗延长到6~8小时，特别是对于大血管闭塞所致急性缺血性卒中血管再通有着令人满意的临床效果。传统静脉溶栓每治疗6个人能使1个人获得独立生活的能力，而动脉取栓技术每治疗3~4个人就能使1个人获得独立生活的能力。

国内急性缺血性脑血管病溶栓治疗的现状和前景如何？

国内外的许多临床研究显示，溶栓治疗是目前国际上公认最有前途的一种治疗措施，为治疗急性脑梗死提供了广阔的前景，但实际应用中大多数患者因延误超过溶栓时间窗而错过最佳治疗时机。目前，国内脑血管病治疗指南将原来的3小时时间窗延长至4.5小时，但也只有3%~5%的脑梗死患者能够得到及时的溶栓治疗。中国的一项研究显示，我国大约每5例发生在3小时内的脑卒中患者中，只有1例接受溶栓治疗。发病至溶栓开始时间、入院至溶栓开始时间，尤其是成像至溶栓开始时间明显比发达国家要长；年龄较轻、较快到达急诊室、美国国立卫生研究院卒中量表（NIHSS）评分较高、收入较高以及教育程度较高的患者，有更好的机会接受经静脉rt-PA治疗。另一方面，糖尿病、高血压、颅内出血等并发症又会影响疗效及预后，因此脑梗死的溶栓治疗仍有大量工作要做，包括培养高水平的神经科医护人员、建立快速急救机制、积极预防和治疗并发症等，只有多管齐下，才能进一步提高治愈率，改善患者的预后。

同时溶栓治疗有严格的时间窗限制，许多因素可以影响急性脑梗死治疗的时间窗，如临床病情、侧支循环状态、体温和脑代谢以及脑梗死的类型等，不同个体的溶栓治疗时间窗存在较大差异，有的患者发病仅2小时缺血半暗带已基本完全消失；而另一些患者即使发病，大部分缺血半暗带仍然存在。随着现代医学影像学技术的飞速发展，如弥散加权成像（DWI）和灌注加权成像（PWI）的临床应用，在不久的将来有可能实现急性缺血性脑卒中的个体化溶栓治疗。

脑卒中如何降血压治疗？

2002年发表的100万人群资料分析表明，血压越高，心肌梗死、脑卒中及心力衰竭的发生率越高。国内研究显示：收缩压每升高10mmHg，脑卒中发病的相对危险增加49%；舒张压每升高5mmHg，脑卒中发病的相对危险增加46%。

控制血压能降低脑卒中的发病率和病死率，美国国家高血压预防、诊断、评价与治疗联合委员会第7次报告（JNC7）指出，降压达标可以使脑卒中事件减少35%~45%，脑卒中死亡减少6%~10%。在伴有高血压的脑卒中幸存者中，抗高血压治疗能改善其预后，并减少脑卒中的复发率。有脑卒中的患者，降压药可以用，但应保证脑供血，降压标准因人而异，以不出现脑供血不足为标准。对降压的个体化要求是能维持脑灌注的血压。但因为目前无法测量狭窄血管部位的灌注压，就只能让血压略高一点。需升压的脑梗死是低灌注脑梗死，其特征是血压降低，发病与体位有关，病史中有一过性黑蒙、影像学上可看到特征性分水岭改变、颈动脉狭窄等。此时升压不是用肾上腺素和多巴胺等，而是用高容量、中分子及中药升压。

在脑卒中急性期，75%~85%的患者发现有高血压。但急性脑卒中后，脑血管自动调节能力丧失，脑血流直接依赖体循环血压。脑梗死的急性期降压，美国的标准是患者血压超过220/120mmHg（不溶栓的情况下）或200/110mmHg（溶栓治疗）时需要降压治疗；中国目前尚不明确。著名的Bayliss定律指出，在一定的平均动脉压下，脑组织的灌注是恒定的，当动脉压变化，脑灌注增加或减少，对脑功能均有影响。故在各国脑梗死治疗中，均提出在急性期不降压。

要依据个体化处理原则，不应该一律降压。急性脑梗死患者其血压往往比平时高一些，这说明体内有自然保护功能。血压略高可提高灌注压，对恢复脑功能有益。但收缩压达到200~220mmHg时，还应降压治疗；平时收缩压在150~160mmHg时，不需降压。

怎样治疗血管性痴呆？

血管性痴呆从广义上说，是指脑卒中引起的或与脑卒中有关的痴呆。如脑血栓形成、脑栓塞、缺血性脑病、脑出血等等均是血管性痴呆的病因之一。患者早期表现为记忆力减退，随着疾病的进展，患者的理解力和分析力等各方面的智能均出现障碍。如对时间、人物、地点的识别能力发生障碍等等。血管性痴呆的治疗是有限的，对脑卒中进行治疗并预防其反复发作，增加脑细胞代谢，预防并发症，有助于改善血管性痴呆患者的生活质量。

血管性痴呆主要由脑卒中引起，因此，治疗脑卒中是治疗和预防血管性痴呆的关键。可以给予脑血管循环改善剂，抗凝治疗等。同时，注意积极治疗一些内科疾病，如电解质紊乱、贫血等。长期的低血压对血管性痴呆有害，所以要积极地纠正低血压，避免大脑的缺血和缺氧。

此外，可以给予一定的对症治疗，改善智力，提高生活质量。其中，包括一些脑细胞代谢剂，如吡拉西坦、脑蛋白水解物等；脑循环改善剂，如尼莫地平、银杏叶制剂等；还可以根据症状给予抗抑郁、抗焦虑、抗精神病药物的治疗。

由于血管性痴呆的治疗有限，预防显得尤其重要。目前的流行病学研究显示，高血压是血管性痴呆的危险因素，所以控制血压是至关重要的。同时，心脏疾病，如心内膜的附壁血栓易导致脑栓塞，所以长期的抗凝治疗也是必须的。而抗血小板聚集的治疗，糖尿病和高脂血症的治疗也应该得到足够的重视。

此外，目前多数血管性痴呆患者由家庭照顾及护理，所以看护者要密切注意患者的安全及营养，防止并发症，如营养不良、呛咳等。还可以对患者进行一定的智力训练，如社会常识、社会适应能力，计算分析和综合能力，逻辑联想能力，思维的灵活性等。从儿童玩具中去寻找一些有益于智力的玩具。经常让患者对一些图片、实物、单词作归纳和分类。给患者讲述一些事情，讲完后可以提一些问题让患者回答。尽可能地让患者多了解外部的信息，不要使其处于封闭的生活环境，鼓励与他人的接触交流。对于家庭生活中的事情应当有目的地让患者参与，并给予指导和帮助。

哪些是颈动脉斑块的治疗方法？

一般来说，颈动脉出现斑块大多数与年龄和动脉硬化有一定关系，同时还有一些危险因素，比如高血压、糖尿病、冠心病、高血脂、肥胖等与全身的动脉硬化有关。那么如何预防颈动脉斑块的形成呢？一般认为"防"大于"治"，因为一旦形成容易引起脑梗导致偏瘫，治疗效果非常差，甚至是束手无策，而积极预防可以避免这类悲剧的发生。要预防斑块的形成，有吸烟嗜好者应戒烟，高血压患者应注意控制血压，糖尿病患者应控制血糖，少吃动物内脏等高胆固醇食物，老年人应以吃素食为主，保持好心情，保证充足的睡眠，适量活动等；一旦出现中风发作，不能延误，尽早到专科医院进行治疗。

可以进行颈动脉彩色多普勒超声检查，如果彩超无法明确病变，还应当进一步行血管螺旋CT扫描+三维重建（CTA）、经颅多普勒超声（TCD）等检查。如果发现颈动脉斑块，要看斑块的大小、软硬度以及有无斑块破裂等情况而定。小的斑块、没有造成颈动脉狭窄的和非漂浮性斑块，可以暂时不进行手术治疗，应当随诊观察，但必须应用抗血小板药物如肠溶阿司匹林片等，以防微血栓形成；若发现斑块增大造成颈动脉狭窄时，应该明确狭窄范围、程度以及颅内动脉的情况等，并且采取相应的治疗措施。狭窄程度小于50%时，临床多无症状，可以抗血小板药物治疗，不必手术；若狭窄50%~70%，临床无症状可以密切观察和药物治疗，有症状时应当手术治疗；若狭窄大于70%时，血流动力学会明显受到影响，造成脑卒中的概率很大，应当手术治疗。

颈动脉狭窄目前的手术方法主要是颈动脉狭窄放置颈动脉支架、颈动脉内膜剥脱术以及颈部血管搭桥手术、颅外－颅内动脉旁路、腔内气囊动脉扩张成形术等。颈动脉内膜剥脱术是通过外科手术将颈动脉内的斑块和血栓剥除的方法，这一技术已经很成熟，手术方法简便，创伤小，是血管外科最基本的手术技术；颈动脉狭窄放置颈动脉支架是近年来开展的新技术，将金属支架通过股动脉植入狭窄的颈动脉血管内，支撑狭窄部位，达到使血流通畅的目的。是一种微创介入治疗方法，颈部没有刀口，术后1~2天就可出院，更适合于老年、外科手术风险较大的患者。

什么是血管内介入治疗，适应哪些脑卒中？

脑卒中的血管内治疗神经介入治疗是指在X线下，经血管途径借助导引器械（针、导管、导丝）递送特殊材料进入中枢神经系统的血管病变部位，如动脉狭窄、动脉瘤、动静脉畸形、动静脉瘘、急性脑梗死以及头颈部肿瘤。治疗包括血管成形术（血管狭窄的球囊扩张、支架植入）、血管栓塞术（固体材料栓塞术、液体材料栓塞术、可脱球囊栓塞术、弹簧圈栓塞术等）、血管内药物灌注（超选择性溶栓、超选择性化疗、局部止血）。主要适应于各种脑卒中：各种颅内动脉瘤、颅内动静脉畸形、颈动脉狭窄、颈动脉海绵窦瘘、颅内血管狭窄及其他脑卒中。血管内治疗技术具有创伤小、恢复快、疗效好的特点。

在脑卒中中70%左右为缺血性脑卒中，主要是脑血管狭窄或闭塞所致。血管内介入治疗为过去缺乏有效治疗方法的某些缺血性脑卒中患者带来了希望。目前脑动脉狭窄尚无药物治疗方法，手术损伤大，且深部脑动脉狭窄手术难以实施。支架置入术治疗脑动脉狭窄是近几年新问世的技术。据资料显示，颈动脉支架置入术同颈动脉内膜切除术相比有以下优势：①无脑神经损伤危险。②可治疗手术难以到达的病变，如颈动脉颅内段狭窄。③不需要全麻，操作过程中可随时观察患者的神经功能状况，一旦出现意外情况可随时终止治疗。④术后恢复快。

血管内治疗以其创伤小，不存在入路问题及栓塞材料多样化逐渐被医生和患者接受。在欧洲有些医院甚至已经把血管内栓塞列为动脉瘤的首选治疗方法。目前动脉瘤的血管内栓塞治疗主要包括两大部分：动脉瘤载瘤动脉闭塞和动脉瘤囊内栓塞。治疗的选择主要决定于动脉瘤的大小、形态及其与周边组织和血管的解剖关系。

脑卒中治疗有没有特效药物？

有些患者因为脑卒中而导致了半身不遂，生活不能自理，而且家人的负担也很重，那么现在有没有治疗脑卒中的特效药？应该说没有特效药，但是不同的发病阶段所用的药物是不同的。我们一般把脑卒中分成3个阶段：一个是急性期，一般来说是患病的2~4周；第二是恢复期，为1~6个月；过了6个月，就是后遗症期了。急性期的治疗应该根据患者具体情况如病灶部位、病变的性质，采取相应的治疗措施。比如缺血性脑卒中，根据情况应该采取溶栓、脑细胞保护、改善脑循环等治疗原则；如果是恢复期，应该以康复为主，主要是恢复肢体的功能体位。目前对于脑卒中的治疗主要强调整体化和个体化，针对患者的整体情况，原因不同，治疗方法也不一样。

多数人知道心肌梗死要及时治疗，而没有认识到脑卒中的及时治疗更为重要。心肌梗死在6小时内仍然可以溶栓治疗，而脑梗死则要在3小时内溶栓才最为安全有效。有些人认为药物越贵、用药越多效果越好。实际上，至今没有一种治疗脑卒中的特效药物，而及时作出正确诊断和综合治疗才是最好的方法。卒中中心综合治疗是最好的疗法，其次是溶栓治疗，阿司匹林和抗凝治疗也有效。卒中中心综合治疗的核心部分是一个由神经科、放射科、心脏科、神经外科、康复科等多学科组成的卒中小组。每个卒中住院患者首先由卒中小组全面评价，及时作出诊断，选择治疗手段。从吞咽、饮食、营养、活动、康复、心理，到心肺护理、治疗药物选择和评价、病因进行综合评价和处理。大量研究证明，卒中中心综合治疗比常规病房治疗能大大降低死亡率和残疾率。在挪威的一个大型研究中发现，经过卒中单元治疗的患者比普通病房治疗死亡率降低46%，住院时间缩短30%。所以在欧洲，人们已经认识到卒中患者一到医院就应该住到卒中单元中心。有无卒中中心是衡量一个医院诊断和治疗脑卒中水平的标志。

我们现在也发现了很多误区，比如说有的患者用很多的药，但真正针对危险因素的药却没有使用。另外，如果有肢体瘫痪的情况，可以进行康复治疗。有的患者有定期输液这样一个习惯，一般来说一年两次，冬季一次，夏季一次，想通过这个来达到预防卒中的目的。但是应该说全面地、综合地预防脑卒中是非常必要的，用这些静点的药物只能起一定的作用，它不能管很长时间。当然这些药物有它的优点，基本上与急性期治疗脑卒中的药物是一样的，主要是改善脑循环、改善脑细胞的代谢，确实能起到一定的预防作用。要完善预防的措施，除了输液之外，对其他基础疾病一定要高度重视，一定要注意整体的特别是危险因素的预防，这样才是比较完整的做法。

什么是中风治疗新理念——多学科协作？

近十年来，中风的诊断与治疗方面均有较大的突破，特别是相当程度地改变了过去消极而保守的治疗态度。以前我国大多数医院在治疗脑中风方面，主要采用药物为主的治疗模式，治疗效果欠佳。近几年来，国内外卒中单元的成功给了我们一个很好的借鉴。在这种大背景下，我国率先提出了中风防治多学科协作的新理念，即从过去的单一神经内科治疗发展为现在的多学科联合治疗，让脑中风患者在不同阶段都能够得到及时、规范、合理的治疗和干预，减少所需的医疗费用，显著降低中风患者的残疾程度。这不同于松散地把各学科单纯地相加，而是根据患者的具体需要，采取多学科合作和更有效整合，使中风的救治达到1+1>2的明显效果。

多学科协助新模式的操作流程如下：在医院急诊室由急诊科或神经内科医生接诊急性可疑中风患者，起病时间小于4.5小时，立即开通绿色通道，转入中风专科就诊。如果CT检查排除出血性疾病，通过病史可以明确诊断为急性缺血性脑中风，立即进行床旁心电图检查、血压检测、血液标本采集，并且开放静脉通路。45分钟内必须完成血常规、凝血功能及血液生化化验，同时电话请神经外科或介入科医生前来。在多模磁共振成像（磁共振弥散、灌注序列和磁共振血管造影）检查后确定患者有无溶栓指征。医生及时与患者家属沟通、取得家属同意后，将患者转入病房进行rt–PA溶栓治疗（如果是静脉溶栓，则收入神经内科病房；如果是动脉溶栓，技术要求含量高，可考虑收入神经外科或神经介入科病房）。一般情况来讲，几天后患者的症状就会明显减轻，但是仍可能有一侧肢体活动乏力、口齿不清等表现，这时康复科医生可以开始进行综合的康复训练。经过1~2个疗程的训练，患者症状可有较大程度的改善。总之，以上新模式的操作流程避免了门诊转送及进行各种检查耽误时间而使溶栓延迟，获得了宝贵的最佳溶栓时机，提高了救治成功率和中风痊愈率。

什么是卒中单元治疗？

"卒中单元"是指在医院的一定区域内，针对脑中风患者的具有诊疗规范和明确治疗目标的一个完善的医疗综合体，并且可延伸到恢复期、后遗症期，其中包括社区医疗、家庭医疗以及各个收治机构。也就是说，治疗脑中风最有效的方法不是一种药物、一种手法或一个学科，而是一套针对中风防治的系统管理模式。

卒中单元主要是以神经内科和NICU为依托，针对脑卒中患者制定规范和明确的诊疗目标，由神经内科、急诊医学中心、神经介入治疗组、康复科、神经外科等多学科专业人员参与的医疗综合体。卒中单元不是一种具体的疗法，而是针对卒中患者的科学管理系统，能充分体现以人为本的医疗服务理念以及多学科密切配合的综合性治疗。

据估计，多达80%的急性缺血性脑中风患者存在可挽救的脑组织。根据患者的具体情况进行具体分析。如果患者在起病4.5小时内、存在脑组织损伤的缺血半暗带，则可考虑静脉溶栓治疗；如果患者有动脉溶栓的指征，则请神经外科或神经介入科的医生共同参与，通过血管内介入等治疗来让患者最大可能地回归生活（社会生活、家庭生活）；如果错过溶栓治疗的时间窗，由神经内科医生采取常规的内科保守治疗。

在中风急性期就需要康复科的参与，即提倡早期康复。如果患者病情稳定，就应在发病后24~48小时内开始康复性活动或训练。急性期康复处理应当与临床治疗同步开始，得到正规介入康复训练配合中西医综合治疗的患者，其致残、致畸的可能性及发生率都明显下降，可以预防合并症及并发症，防止长期卧床造成的生理功能减退，并且容易调动患者康复的愿望，为顺利进行恢复期康复治疗打下基础。一般来说，所有这些都必须在有康复科的医院内进行。同时患者家属可以给予心理安慰，帮助患者树立信心，营造患者主动接受治疗的医疗环境。研究表明，卒中单元与普通病房相比，能降低脑梗死住院患者的病死率，治疗脑梗死效果好。

预防保健篇

◆ 什么是脑卒中的一、二级预防?
◆ 急性缺血性脑卒中后是否需要定期静脉补液才能
  预防脑卒中再发?
◆ 脑卒中后需要长期服药吗?
◆ 脑卒中后要重点监测哪些血液学指标?
◆ 脑卒中患者在家中怎样观察病情?
◆ ……

什么是脑卒中的一、二级预防？

脑卒中的预防分为一级预防和二级预防。一级预防就是针对危险因素的预防，就是还没有得脑卒中的时候，把血压、血糖、血脂控制在达标的水平，平时注意饮食、锻炼，禁止吸烟、饮酒。而二级预防就是得了脑卒中以后的预防。比如说，有的患者问医生："得脑血栓3年了，平时应该服用什么药物来防止再次得脑血栓？"

脑卒中的危险因素可分为两大类：一类是能改变的危险因素，另一类是不能改变的危险因素。能够改变的危险因素，只要认真对待就能防患于未然。这些因素是：高血压、糖尿病、高胆固醇、吸烟、嗜酒和药物滥用、肥胖、久坐不动的生活习惯。有些脑卒中的危险因素是我们无可奈何、无法控制的，这些因素是：颈部杂音、不规律的心跳、衰老、性别、遗传因素、既往卒中史等。

脑卒中的主要危险因素包括高血压病、糖尿病、心脏病、吸烟、血浆纤维蛋白酶原的增高、血小板聚集率升高、血浆同型半胱氨酸升高、血浆胰岛素水平升高、高密度脂蛋白水平低下、载脂蛋白B升高、习惯咸食、缺乏运动、酗酒、有脑卒中家族史者。所以从以上具备这些因素的个体进行针对性预防工作有十分重要的现实意义。

一级预防可以概括为适量运动，按时吃药，合理膳食，戒烟限酒，情绪稳定，定时检查。

二级预防包括以下一些措施：①用药，最常用的为阿司匹林，一天服100mg就可以了，阿司匹林用了以后，不但对脑卒中有预防作用，而且对心肌梗死也有好处，对冠心病也有好处，这是药物治疗。②首次脑卒中后的患者，不论既往有无高血压病史，均需密切监测血压水平。研究表明，舒张压保持在80mmHg以上时，每降低5mmHg，卒中再发的风险会降低15%。应该积极控制高血压，在患者可耐受的情况下，最好能将血压降至140/90mmHg以下。③大量饮酒也能增加脑出血的发生率，所以也要积极的控制。至于少量饮酒是有害的还是有保护作用，现在尚无定论。④有研究表明，高气压、低温、低湿天气更易出现脑出血，所以脑出血在冬季的发病率较高，对于有危险因素的人群，在冬季更应该注意做好预防工作。⑤血管内治疗，这个也有几种方法，一个是溶栓，往血管里打一种药让血栓溶解，当然这需要时间，在发作后3~6个小时内才可能有效。支架介入，想办法在血管里放个支架把它撑开。手术，因为颈动脉是供应脑部主要的供血动脉，一旦颈动脉狭窄，可以做一个手术，把造成狭窄的血管内的粥样硬化成分去除，再把血管缝起来，去除造成缺血性脑卒中的根源，这样就会有很好的效果。

急性缺血性脑卒中后是否需要定期静脉补液才能预防脑卒中再发？

一旦发生缺血性脑中风后，复发的危险也会大大提高。值得注意的是，初次中风后2年的复发率是15%，高于普通人群发病率的15倍；而5年后脑中风复发的危险可达20%~47.7%。另外，有后遗症的脑中风患者身体抵抗力低，非常容易发生各种并发症，如肺炎、尿路感染、压疮等。因此，家属要时刻观察中风患者的症状，同时采取二级预防措施也显得非常重要。

国内外大量研究证明，重视二级预防并采取有效措施是减少脑中风发病率、病死率和再发脑中风的唯一有效方法。具体包括：①对一些危险因素的预防，积极治疗相关疾病本身就是预防性治疗脑中风。②改善不良的生活习惯是脑血管病二级预防不可缺少的重要措施。如：避免高脂、高糖、高盐饮食及戒烟、戒酒等。③定期到神经内科进行体检及必要的实验室检查和影像学检查。④对患者及其家属进行健康宣教，让患者根据自身情况，量力而行地开展锻炼。

至于很多老年人认为每年静脉输液能够疏通血管，这样就能预防脑卒中。像这样靠定期静脉输液来预防脑卒中再发是没有科学依据的，反而会增加感染机会和输液反应，甚至会增加医疗费用和经济负担。如果没有相关脑卒中症状，单靠短期输一两种药物是不能起到预防作用的，而及时治疗相关疾病（高血压、心脏病、糖尿病、高血脂、肥胖等）和改变不良生活方式（吸烟、酗酒等）才是预防脑卒中的有效措施。因此提倡能口服治疗的就不注射给药，能少输液的就尽量少输液。

脑卒中后需要长期服药吗？

脑卒中后需要长期服药。脑卒中具有很高的复发率，最新数据显示，我国缺血性脑卒中的复发率高达17.7%，而卒中再发患者其死亡率及致残率将显著升高。因此，预防卒中再发意义重大。预防工作主要包括：高血压、高血脂、糖尿病的控制；不良生活习惯的干预；肥胖的管理；动脉粥样硬化斑块的检测和干预、心血管疾病的治疗。因此，对于高血压、高血脂及糖尿病等慢病的管理尤为重要。此外，对于动脉粥样硬化性脑血栓形成性脑梗死患者需要长期口服抗血小板药物（阿司匹林、氯吡格雷或西洛他唑等）及他汀类药物；对于心源性卒中患者则需要长期口服抗凝药物，包括华法林或新型口服抗凝药物达比加群。

脑卒中后要重点监测哪些血液学指标？

脑卒中患者要重点监测血糖、血脂、肝功能、肾功能、肌酸激酶等指标。我们知道二级预防成功的关键在于高危因素（高血压、高血脂、糖尿病）控制情况良好，因此需要对血糖、血脂进行监测，明确是否控制良好并指导药物剂量调整。目前控制血糖及血脂的药物可能带来一些副作用，包括肝肾功能损害及横纹肌溶解，因此，同样需要监测肝肾功能及肌酸激酶，有助于及时调整药物，减少药物所带来的副反应。

脑卒中患者在家中怎样观察病情？

理论上，脑卒中有两大系统的症状：颈内动脉系统的症状，还有椎-

基底动脉系统的症状。为了方便起见，我们把这两大系统的症状结合起来分析。主要的症状第一就是出现肢体的活动障碍，表现形式不一样，有的可能是一个上肢、一个下肢或者是一侧的上下肢，或者是包括同侧的面部就是面肌的瘫痪，这属于运动障碍。再就是感觉障碍，口麻、舌头发麻。也可以出现一侧身体的感觉障碍，有个别患者可能出现感觉过敏，我们正常人不感觉疼的刺激，他就会感觉疼。再就是可能出现说话不清楚，喝水呛咳，还有一些吞咽困难，这些都是先兆症状。还有，可能有些患者看东西不清楚，有的是一个眼睛看不清楚，有的是两个眼睛都不清楚，根据它的病变位置是不同的。但是这些症状有一个共同特点，它是发作性的，持续几秒钟、几分钟就消失了，最长的不超过24小时。当然还有一些其他情况，比如走路不稳、不走直线、头晕、看东西转，还有头疼。还有的患者，原来有偏头痛的病史，是一侧发作性的、波动性的头疼，最近这个头疼发生变化了，集中在一个部位，而且这种头疼是持续性的，头疼的性质和部位发生变化，这个时候就要高度警惕了，是不是有脑血管意外的可能性。

这些症状，我们又称为短暂性脑缺血发作，这是我们在临床上干预的最好时期。短暂性脑缺血发作，顾名思义，发生时间非常短，但是可以反复发生、出现，而且每次出现的症状大致相同，症状出现之后可能持续几秒钟、几分钟，一般都在24小时之内消失了，所以这个时候往往有些患者容易忽视，以为是好了，其实不然。脑卒中早期发现一些症状，能够及时到医院进行治疗，这是非常重要的。否则一旦等到真正发生了脑卒中，后果是很严重的，给家庭、社会带来很多负担。我们还是提醒各位读者，身边的亲人如果出现了前面介绍的一些情况，还是应该及早地到医院检查，特别是父母亲出现了一些类似的症状，千万别当成一些小毛病去看，要根据病史做相应的检查。

我们现在针对缺血性脑卒中的治疗，最有效的办法还是溶栓治疗，这已经得到了国际上的肯定。但是溶栓治疗要求的时间非常严格，最好是3个小时之内，最迟不能超过6个小时，一旦超过了这个时间窗，患者就贻误了最佳的治疗时间，得到的效果就不好。所以在这里提醒大家，一旦发现刚才提到的一些早期症状，一定要立即到医院，抓好时间窗的治疗时机。

如何预防脑卒中复发？

如果明确首次脑卒中类型为腔隙性梗死，可通过对危险因素的正确干预而减少脑卒中再发的风险。对于伴有冠心病、高脂血症的患者还需加用他汀类药物调节血脂水平。例如我们需要了解患者是否患有高血压病。首次脑卒中后的患者，不论既往有无高血压病史，均需密切监测血压水平。研究表明，舒张压保持在80mmHg以上时，每降低5mmHg，脑卒中再发的风险会降低15%。应该积极控制高血压，在患者可耐受的情况下，最好能将血压降至140/90mmHg以下。

对于缺血性卒中后的患者，我们还建议使用抗血小板药物治疗。欧洲卒中预防试验结果提示，阿司匹林和双嘧达莫缓释剂的联合应用比单独使用其中一种药物的预防效果更好，且不增加出血等不良反应。抗血小板药物的应用，应需要根据患者的接受程度及实际情况（包括经济情况等）做出合理的选择。单独应用阿司匹林的剂量推荐为每天50~150mg，每日1次服用；也可使用小剂量阿司匹林（25mg）加双嘧达莫缓释剂（200mg）的复合制剂（片剂或胶囊），每日2次；有条件者、高危人群或对阿司匹林不能耐受者可选用氯吡格雷，每天75mg。

高同型半胱氨酸血症也是脑卒中发生和复发的重要危险因素。联合应用叶酸、维生素 B_6 和维生素 B_{12}，能够有效地降低血浆半胱氨酸水平。建议合理摄入蔬菜、水果、豆类、瘦肉、鱼类及增加了维生素的谷类食物。对于确切的高半胱氨酸血症者可以给予每天口服叶酸2mg、维生素 B_6 30mg、维生素 B_{12} 500μg。

脑卒中后血脂与血糖的管理和颈动脉狭窄的干预也至关重要，有症状（TIA或小卒中）的轻、中度颈动脉狭窄者首先选择内科保守治疗，无症状性颈动脉狭窄更应慎重处理，必要时可考虑是否行外科手术。有研究表明，血清胆固醇水平高于2.4g/L（240mg/dl），卒中复发的危险性增加。因此在首次脑卒中发生后需积极监控血脂水平，并进行饮食控制和药物治疗等干预措施，使患者的血脂水平稳定在理想的范围内。他汀类药物除肯定的降血脂作用外，还通过保护血管内皮、稳定动脉粥样硬化斑块降低卒中发病率。新型抗氧化剂普罗布考对于血管保护及颈动脉狭窄的防治有独特作用，常用剂量为500mg，2次/天。此外还建议患者定期监测血糖，采用饮食控制及增加体育锻炼，必要时配合药物治疗。

脑血管病康复目标、康复治疗原则和治疗方法是什么？

脑血管病的康复目标可分为近期目标和远期目标。近期目标是指从执行康复治疗开始一个月要求达到的康复目标；远期目标是指康复治疗三个月后应达到的康复目标，即患者通过系统康复治疗后最终能康复到什么程度，如独立生活、部分独立部分借助、回归社会、回归家庭等。

脑血管病患者进行康复治疗的原则包括以下几个方面：

（1）预防残疾：在脑血管病未发生时应积极预防各种诱因如高血压、动脉粥样硬化、糖尿病等疾病以预防脑血管病的发生。一旦脑血管病发生则应早期诊断、早期治疗防止残疾的产生。如果残疾已经发生则应在临床治疗的同时采取相应的康复治疗措施防止残疾继续恶化、加重，以便将残疾程度尽可能减轻。

（2）功能训练：康复治疗要解决的问题是恢复机体的功能，因此康复治疗的着眼点首先是为恢复机体功能障碍而进行的功能训练。必须强调对脑血管病的康复治疗不仅仅是简单地恢复某器官的功能，而是要满足患者个体生活、家庭生活、社会生活和职业劳动等方面的需要。理想的功能训练结果应该是既能独立完成必需的功能活动同时又能适应环境。

（3）整体康复：所谓整体康复就是从躯体（生理）、精神（心理）、社会、职业上对脑血管病进行全面而综合的康复。康复的着眼点不仅是遭受损害和功能障碍的器官或肢体的康复，更重要的是能进行正常社会生活和从事职业工作的整个"人"的康复。

（4）重返社会：使脑血管病致残者改善功能适应社会环境的同时，能够作为社会上的一个成员重新参加社会活动、分享社会福利、为社会再做贡献。

脑血管病的康复治疗方法很多，主要有物理治疗、作业治疗、言语治疗、心理治疗、康复医学工程和社区康复以及传统疗法。

脑卒中患者在康复锻炼时要注意什么问题？

脑卒中患者往往年龄偏大，常常同时合并高血压、糖尿病、动脉粥样硬化、冠心病等系统性疾病，加之脑卒中本身的特点，为了得到最大的康复疗效，同时避免康复过程中一些不必要的意外发生，脑卒中患者在康复锻炼的过程中应当特别注意以下几点：

（1）循序渐进：脑卒中后的康复锻炼切不可操之过急，应当在患者病情稳定以后再开始。在康复锻炼的过程中，应充分考虑到患者原先的身体素质、此次病情的严重程度、目前的恢复程度、伴随疾病的情况等，合理把握锻炼的频度和强度。本着由弱到强、循序渐进的原则，将康复锻炼的过程分为若干阶段，逐渐增加每天锻炼的次数和每次锻炼的时间。刚开始的时候，一个动作可以少做几次，但应尽量争取把每个动作都做到位。当然，有条件的最好是在专业康复医师的指导下进行。

（2）劳逸结合：康复锻炼的方法是十分丰富的，针对患者运动功能的障碍有专门的运动治疗，针对患者语言功能的障碍有专门的语言治疗，针对患者心理功能的障碍有专门的心理疏导。除此以外，还有物理疗法、作业疗法、认知训练、感觉训练等等，甚至听音乐、看电视在某些时候也可以成为一种治疗手段。即便是一个运动疗法，还可再分为训练上肢肌力、训练下肢肌力、训练平衡能力等。因此，在康复锻炼的过程中，最好能够将这些不同的治疗方法结合起来，合理安排好每个项目的时间，彼此穿插进行，以培养患者的兴趣，提高其主动性，避免训练过程的枯燥乏味。

（3）持之以恒：需要认识到的是，脑卒中的康复是一个长期、终身的过程。出院以后，家属和患者本人将成为康复治疗的主要执行者。应当养成每天坚持定时锻炼的良好习惯，避免三天打鱼、两天晒网的惰性行为。

脑卒中后为什么要进行早期康复治疗？

脑卒中的康复治疗在病情稳定后就应该开始。脑卒中之后半年，患者都有逐渐康复的希望，但起病后最初的几个月，也是恢复最快的几个月。动物实验发现，脑梗死后早期运动治疗有利于脑部神经网络的重建和幸存神经细胞的功能代偿。若脑卒中后在急性期末还未开始康复治疗，患者便可能出现肌肉的失用性萎缩、关节挛缩、关节周围炎、骨质疏松、直立位低血压，甚至深静脉血栓、坠积性肺炎等，医学上称之为废用综合征。早期运动疗法能够有效地预防废用综合征的发生。

一般来说，脑梗死的患者起病后1周，脑出血的患者起病后2~3周，这时，血压、心率、呼吸等生命指标，以及一些血液生化指标，已逐渐趋向平稳，而患者患肢的肌张力尚未明显升高，正是开始康复治疗的良好时机。早期的康复治疗应着重包括以下几个方面的内容：

（1）正确的肢体摆放：在脑卒中的急性期，四肢的肌张力均较低，而后上肢屈肌张力和下肢伸肌张力会明显升高。因此，为了预防上肢的屈曲痉挛和下肢的伸直痉挛，软瘫期瘫痪侧肢体的摆放应取其拮抗位，即上肢各个关节全部伸直，下肢各个关节全部屈曲。仰卧位时患侧上肢外展30度，伸肘伸腕，前臂后旋，为防止肩关节挛缩肩部可垫一软枕，轻度屈髋，膝关节后和足底可各垫一软枕。健侧卧位时患肢在上，肩关节前伸，肘关节、腕关节伸展，前臂旋前，下肢髋关节、膝关节轻度屈曲，踝背屈。患侧卧位时患肢在下，仍取上肢伸展下肢屈曲位，但不宜久取患侧卧位。每2~3小时更换体位一次。

（2）对患肢关节的被动运动：被动活动时手法应轻柔，在患者能够承受的范围内进行，尽量使每个关节都运动到最大的生理范围。被动运动可以每天做3次，每次每个关节活动5~10次，上肢从肩关节到指关节，下肢从髋关节到趾关节都应该运动到。

（3）加强患者健肢的功能活动：应培养患者对健侧活动的注意和依赖，通过健侧代偿努力恢复接近正常的姿势、平衡，促进健侧代偿功能的发展。

为什么说定期体检是预防脑卒中发生的重要措施？

中老年人提倡定期体格检查，以预防脑卒中的发生。脑卒中有许多危险因素，包括高血压、高血糖、高脂血症、高血黏度、高血小板聚集率等，其中大部分危险因素并不产生明显的临床症状，也就是说，不经过专门的体格检查和血液生化检查，患者可能并不知道自己已是脑卒中高危人群。所以，定期进行体格检查，及时观察这些相关指标的变化情况，及早发现危险信号，采取干预措施，可以有效地预防脑卒中的发生。另外，对于脑卒中的高危人群，定期的体格检查也相当于不时地敲响警钟，督促其改变不良的生活方式和生活习惯，如吸烟、嗜酒、熬夜等。

脑卒中的治疗是一个终身的过程，对于那些已经发生脑卒中的患者，更应当定期到医院进行随访检查。定期随访有助于医师及时了解患者病情的变化情况，合理调整用药。脑卒中的急性期、康复期、后遗症期都有不同的治疗方案，即便是在后遗症期，也需要根据患者的情况适时地对用药进行某些调整。比如说，长期使用抗血小板药物时，应定期检查血小板功能，避免出血倾向；降脂药大多通过肝脏代谢，长期用药会对肝脏造成一定的损害，需要定期检查肝功能；高血压药的调整应当依据患者的血压波动，不同的季节和不同的生活环境，患者血压的平均水平和波动规律也会有一定的差异。所以，脑卒中患者应当定期随访，及时调整用药。另外，很大一部分脑卒中患者往往同时伴有不同程度的心理障碍，家属由于缺乏相关的专业知识，易于疏忽，甚至酿成不可挽回的损失，定期随访有利于医师及早发现患者不良的心理倾向，及时疏导，必要时辅以一定的药物治疗。定期随访还有利于医师及时评价患者的康复进程，指导康复锻炼，促进患者早日回归社会。

脑卒中后多久需要进行影像学复查?

脑卒中类型不同,复查时间也不同。通常脑梗死后无新发症状,不需常规复查头颅CT或MRI。但是,如果出现新的症状,包括肢体无力、口齿不清、步态不稳等症状时需随时复查头颅CT或MRI。另外需要定期进行血管的评估,包括颈动脉超声、头颅CTA或MRA、TCD检查等,一般每年复查一次。而对于脑出血,一般在脑出血后2周复查头颅CT,根据出血吸收情况再决定进一步复查时间,直到脑出血完全吸收为止。

脑卒中的急性期、康复期与后遗症期怎样划分?

脑卒中的急性期、康复期、后遗症期是一个相对的概念,彼此之间存在一定的重叠,很难划定具体的时间点。对于不同的患者,由于病情的严重程度、疾病的转归,参加康复锻炼的积极性、主动性等都存在一定的差异,因此,急性期、康复期、后遗症期的长短也不尽相同。

一般来说,急性期为起病后至病情基本稳定这一段时间,脑梗死的患者需要1周左右的时间,脑出血的患者需要2~3周的时间。这一阶段病情重,变化快,应密切观察患者症状体征的变化,加强对血压、血糖、体温、心率、呼吸等的监测,注意补液量和速度,注意营养支持,溶栓或抗凝治疗的患者还要定期复查出凝血功能。监护及积极的药物干预是这一阶段卒中单元工作的重点。

康复期是指自患者病情稳定后至康复平台期这一段时间。在康复期的早期,患者病情逐渐趋于稳定,监护的任务也不像刚刚起病时那样繁重,卒中单元的工作重点逐渐由以药物治疗为主向药物治疗和康复锻炼并重过渡。这一阶段,康复治疗在促进患者恢复中所起的作用越来越大。在康复期的中后期,康复治疗成为卒中单元工作任务的重点。康复期约持续3个月到半年。在康复期的最初几个月内，患者的各项生理功能恢复最快，而后恢复速度逐渐减慢，至半年左右时，肢体运动、感觉、吞咽、共济等功能基本达到一稳定的平台水平。因此，应抓住疾病早期康复速度较快的时机加强对患者的康复训练。

平台期以后，患者的运动、感觉等功能已基本达到一稳定水平，不会进一步恶化，当然，进一步恢复的程度也十分有限，这一阶段称之为后遗症期。卒中单元在后遗症期的工作重点是一方面促进患者的进一步康复，另一方面积极预防二次卒中。

脑卒中患者为什么需要经常保持大便通畅？

大多数脑卒中患者都深受便秘之苦，这主要是因为：①脑卒中患者往往年龄较大，本身的胃肠功能就比较差。②长期卧床，胃肠蠕动进一步减慢。③卒中后脑功能受损，正常的排便反射被破坏。④腹肌、膈肌、盆腔肌肉的肌力减弱，排便时动力不足。⑤进食少。⑥疾病早期使用脱水剂等。⑦脑卒中后合并的心理障碍，如抑郁、焦虑等会加重患者的排便障碍。

正常排便能够带出体内的许多毒素，排便不正常时这些毒素就会在体内蓄积。另外，排便时过于用力可诱发出血性脑卒中、脑栓塞，给患者带来更大的痛苦或不幸。尤其可使胸腔、腹腔内压力升高，由于胸腹腔静脉丛与椎管静脉丛相通，静脉回流受阻，动脉内压及颅内压急剧增高，容易促发再出血，危及生命。

为了保持大便通畅，可增加纤维素的摄入，纤维素能够带走肠腔内的大量毒素，增加粪便的体积，促进粪便的排出。适当吃芹菜、胡萝卜、水果等，少食辛辣刺激性食物；饮水不可缺少，最好每日清晨饮1杯温开水；能够下床活动的应当多做床下运动，每天坚持按摩腹部（从右至左，自上而下，每日2~3次，每次5分钟）；应当养成定时排便的习惯，排便的时间可选择在早餐后20~30分钟，利用胃结肠反射促进大便的排出。必要时可用药物，患者大便秘结难以排出时可使用开塞露，开塞露直接挤入肛门，保留5~15分钟，能够软化粪便，刺激肠壁蠕动，促进粪便的排出。泻药包括4类，有容积性泻药、润滑性泻药、分泌性泻药、渗透性泻药。作用较为温和的有麻仁丸、乳果糖，作用强烈一些的有大黄片、酚酞、番泻叶等。但泻药不宜长期大剂量使用，会改变肠道原先的生理活动节律，并破坏肠腔的微环境。

脑卒中患者的记忆障碍如何康复训练？

一部分脑卒中患者由于与记忆活动有关的部位受损，还有一部分脑卒中患者因为脑内存在多个病灶，不同部位脑组织间的纤维联系受损，信息交流发生障碍，表现出反应迟钝，前说后忘，忘记自己想做的事，忘记有没有吃过药，计算能力下降，自理生活能力下降，社交能力下降等。医学上将这些表现统称为认知功能障碍。部分认知障碍的患者还可以合并情感障碍，如易激惹、爱冲动或者沮丧、悲观、失望、焦虑等。脑卒中后的认知障碍可以在脑卒中后马上出现，也可能在以后的病程中逐渐缓慢隐匿地表现出来。特别是合并高血压、糖尿病的患者，由于长期的高血压、高血糖刺激脑部的微血管发生病变，脑卒中后血管性痴呆发生的可能性更大。

对于这一部分患者在日常生活中应加强记忆能力的训练，比如说让患者每天看看日历，记住当天是几月几号、星期几，在每顿饭前都背一下，记住自家的门牌号码、电话号码，有意地让患者多做一些计算题目，一些较轻的患者还可以多背一些古诗，鼓励患者多与外界环境交流，看看书报杂志、看看电视、听听广播都可以，再尽量把看到的、听到的内容复述出来，总之锻炼的方法有很多，要根据文化水平、兴趣爱好因人而异，采取最适合个人的方法。

在日常生活中应注重与患者的交流，加强对患者的观察，对于有记忆障碍倾向的患者，早期用药可能效果会更加明显。这一方面的药物也有很多，包括改善脑代谢的药物如吡拉西坦、奥拉西坦、甲氯酚酯，增加脑部供血供能的药物如双氢麦角碱、阿米三嗪萝巴新等，还有胆碱酯酶的抑制剂，如石杉碱甲、多奈哌齐、卡巴拉汀等。临床研究显示，钙离子拮抗剂尼莫地平对改善记忆力也有一定的帮助。合并情绪障碍的还可同时予以调节情绪的药物。

脑卒中患者致残的主要后遗症有哪些？

脑卒中患者的功能障碍包括诸多方面，不同部位脑组织的病变可以产生不同的后遗症。其中最常见的功能障碍主要包括以下几个方面：

（1）运动功能障碍：①偏瘫：偏侧肢体的肌力减退，活动不灵便。通常上肢屈肌的肌张力要高于伸肌，表现为屈曲性痉挛，处于屈曲位。下肢伸肌的肌张力要高于屈肌，表现为伸直痉挛，处于伸直位。所以，脑卒中后遗症的患者在行走时，患侧下肢常呈特殊的划圈步态。②面舌瘫：可以表现为一侧鼻唇沟变浅，口角向对侧歪斜，伸舌向一侧歪斜，有的患者还可以合并同侧眼睑闭合不全，同侧额纹变浅。即通常所说的"鼻歪口斜"。③吞咽功能障碍：一部分患者由于与吞咽过程有关的肌肉瘫痪，出现咀嚼能力减弱，唾液咽下困难而流涎，吞咽困难，易误吸，易呛咳。对于这一部分患者应加强进食时的防护。

（2）感觉功能障碍：浅感觉包括痛觉、温度觉和触觉。脑卒中后常遗留偏身痛觉和温度觉的减退，低位脑干病变时可遗留同侧面部和对侧肢体的痛觉和温度觉减退。顶叶的病变可出现皮质复合感觉，如图形觉、实体觉、两点辨别觉、皮肤定位觉和重量觉的障碍。

（3）语言功能障碍：包括构音障碍和失语。构音障碍是指患者与发音过程相关的肌肉如咽喉部的肌肉发生瘫痪，或者发音相关的不同肌群协调运动障碍，表现出言语含糊，鼻音较重，说话的节奏、韵律改变。失语是指患者与语言理解、发生有关的脑组织受累，表现出不能理解他人的语言，不能命名物体、不能言语等症状。

（4）平衡功能障碍：小脑的病变可以出现平衡功能的受累，表现为走路时两腿分开较大，走路不稳，易跌倒，要拿东西时无法精确判断物体的距离，越接近目标手抖得越厉害等。

（5）其他：还包括失用症、失认症等。

脑卒中就等于残废吗？

脑卒中当然不等于残废。对于已经患了脑卒中的患者，最重要的是能够正确看待疾病。一方面要对疾病本身有清醒的认识，知道哪些不良习惯可能会导致疾病的复发，平时生活中要注意哪些问题，如何更加积极地配合医生的治疗；另一方面应保持开朗乐观的心态，树立能够逐渐康复的信心和决心，保持坚持康复锻炼的决心，充满重新回归社会的期待。

脑卒中有很多种类型，其中缺血性脑卒中包括脑梗死和短暂性脑缺血发作，脑梗死又可进一步细分为脑血栓形成、脑栓塞和腔隙性脑梗死，出血性脑卒中包括脑出血和蛛网膜下腔出血。脑卒中类型不同，病情的严重程度也不完全一样。有的甚至可能没有明显的临床症状，如部分腔隙性脑梗死，必须经过头颅的CT或者MRI检查才能发现病灶。有的虽有偏瘫，但会逐渐恢复，如短暂性脑缺血发作，症状不会持续超过24小时，通常在20~30分钟以内缓解。蛛网膜下腔出血的患者一般也不会有手脚肌力的受累。这一部分患者康复后一般不会遗留明显的后遗症状。同为脑血栓形成，因为受累部位的不同，病情的轻重也会有很大的差别，如果发生在脑功能的静区，可能并不一定会有功能障碍。所以并非所有的脑卒中都会残留后遗症。

对于一部分存在功能障碍的患者，也不可灰心失望，因为急性期合并的一些功能障碍，在康复期可能或多或少地都会有一定程度的恢复。只要按照医生的方案积极配合，重新回归社会也并非是完全不可能的。

脑卒中后容易合并哪些心理障碍？

脑卒中后容易出现卒中后抑郁、焦虑、情绪不稳及淡漠。

至少有40%~50%的脑卒中患者在卒中后有抑郁的体验，多发生在脑卒中后2个月~1年。由于抑郁反应的发生非常隐蔽，不易被察觉，有些患者由于存在语言障碍，使抑郁症状不能被检出，往往直到意外事件发生后才知道。卒中后抑郁可表现为：①情绪和性格的变化：情绪低落、情绪不稳、经常感到委屈想哭，语言减少、不爱与人交往、多疑。②睡眠不好：经常失眠、梦多、入睡困难，或睡眠不深、夜间易醒或早醒。③无兴趣：对以前喜欢做的事情不感兴趣，不愿意参加社交活动，经常闭门不出。④身体不适：常常伴有胃部不适、食欲下降和体重减轻，有时感到心慌、胸闷、气短、头晕头疼、周身窜痛等。⑤能力下降：以前能胜任的工作和家务不能胜任，总感觉疲乏，懒得活动。⑥悲观无价值感：对未来不抱希望，常常感到孤独、绝望、害怕和无助，经常自责，有时有自杀的念头。卒中后抑郁患者需要来自家庭和社会的支持，必要时可寻求医生进行相应的干预。控制卒中后抑郁可促进肢体功能的康复。

24%的卒中患者存在焦虑症状，18%的患者在卒中后5年出现焦虑症。3项队列研究称持续性焦虑患者的比例为38%~76%。焦虑症状与实际出现的威胁或危险不成比例，症状需持续至少6个月，并至少伴有以下症状中的3项：感到紧张、生气、不安；疲劳感；注意力难以集中；易激惹；显著的肌肉紧张；睡眠困难。抗抑郁药物单独治疗或联合心理干预治疗或可减轻焦虑症状。

一项研究显示卒中后4个月情绪不稳的发生率为8%，另一项研究显示卒中后3~12个月发生率为32%。额叶病灶与情绪不稳相关。患者通常表现为：情绪体验不稳定并伴有频繁的心境变化；情绪极容易高涨、紧张，或者出现与事件和环境不相称的情绪变化，其也被称为情绪化、病理性哭笑、情绪失禁、不自主情绪表达障碍等。还没有标准的评估方法。卒中后情绪不稳可与抑郁合并发生，也可不伴有抑郁。症状通常轻微且短暂；但如果严重也可导致极大的痛苦、尴尬和社会回避。抗抑郁药物治疗可减少情绪不稳的发生频率和严重程度。

淡漠是指目的性行为、动机和认知减少的疾病。然而其症状上与抑郁多有重叠，如感情迟钝、兴趣丧失或者精神运动性迟滞，鉴别上较困难。在一项纳入24项研究2706例患者的meta分析中，卒中后120天淡漠的患病率为34.6%。淡漠与教育程度低，认知功能障碍（特别是注意力、集中力、工作记忆以及推理能力）发生率高以及残疾程度重相关。40%的淡漠患者合并发生抑郁。

怎样预防脑卒中后发生抑郁？

得了脑卒中以后，患者由于突然之间生活方式发生了巨大变化，可能生活自理能力明显下降，无法独立完成许多事情，无法继续从事原先的工作，经济收入减少，接触环境相对单一，与社会的交流减少。部分患者可能会出现悲观、失望、沮丧等负面情绪而不利于疾病的康复。如果在这个时候，家属没有及时地发现，加以积极地心理疏导，或向医生寻求帮助，就有可能发展成为抑郁症。现代医学的研究发现，脑卒中后抑郁症的发生率较高还与脑卒中本身有关，脑部病变后，脑组织内与情绪调节相关的递质5–羟色胺的水平下降，也会导致抑郁的发生。

为了预防抑郁的发生，脑卒中患者的家属应注意以下几点：①保持开朗乐观的心态，多与他人和社会交流沟通。脑卒中的患者在身体条件允许的情况下应经常到户外活动，可以参加一些力所能及的社会活动。在家里的时候，可以多读读书、看看报，适当地看看电视、听听广播，帮助家人完成一些能够承担的家务，也可以培养一些兴趣爱好，努力使自己的生活更加丰富充实一些。②加强锻炼，塑造蓬勃向上的生命朝气。适度的康复锻炼一方面有助于患者身体上的康复，另一方面也有助于患者保持一种健康向上的心态。③性情豁达，乐于助人。脑卒中患者应放宽心胸，避免多思多虑，多帮助他人，多从他人的角度来考虑问题。不应该总把自己放在一个弱者的位置上。④对于一部分已明确诊断抑郁症的患者，在积极进行心理治疗的同时，还应给予一定的药物治疗。目前较为常用的包括氟西汀、帕罗西汀、舍曲林、氟哌噻吨美利曲辛等，都对情绪有一定的调节作用。

因为抗抑郁药的起效通常较为缓慢，一般需要10天至2周的时间，所以在治疗时不可心急，不可吃下去觉得没效就马上停药。如无特殊不适，至少需服药1~2个月，效果不明显后再考虑换用其他的药物。抑郁症的治疗也是一个长期的过程，通常需要连续规则服药至少半年，病情稳定后才可以在医师的指导下逐渐停药。

脑卒中患者康复后需要注意哪些问题？

（1）日常起居方面：脑卒中患者的居室应当清洁敞亮，保持室内空气流通。生活要有规律，最好遵循一定的作息时间，早睡早起，避免过度劳累，不要熬夜。不吸烟，少喝酒。避免情绪的过度波动，不宜大喜大悲。起床、躺下的动作都要慢一些，不宜过猛，特别是晚上起夜的时候。大便时不可过度用力。生活可以尽量安排得丰富多彩一些，可以培养一些兴趣爱好，参加一些活动，多到户外走动走动，适度地参加一些康复锻炼。在气候变化时，应该注意保暖，注意血压等的波动，必要时及时调整药物的使用。夏季里，空调不宜开得太冷，25~26℃较为合适，这样从室内到室外时，脑血管的缩张不会太过剧烈。中午的时候，可以适当地午睡一会儿，一般1个小时左右。午睡的时间不宜太长。

（2）饮食方面：饮食宜清淡，应注意控制每日食盐的摄入量，少吃甜食和油腻的食物。可以多吃一些新鲜的蔬菜和水果，适当地吃一些粗粮，如玉米、谷类等。进餐时间应有规律，每餐不宜过饱。睡觉前3~4个小时不要进食。合并高血压的患者可以多吃一些香蕉、蘑菇、香菇、橙子等富含钾离子的食物，有利于血压的控制。

（3）工作方面：应避免重体力劳动。对于一些症状较轻的患者，完全脱离工作可能会引发患者悲观、失望、不适应的负面情绪，反而不利于患者的康复。可以从事一些轻体力或者脑力工作。工作时应当把握好节奏，张弛有度，不宜太紧张，太忙碌。

如何护理有吞咽困难的脑卒中患者？

许多脑卒中的患者，因为病变累及脑干或双侧大脑半球，导致与吞咽动作相关的口腔、咽喉、食道的肌肉麻痹，而出现吞咽困难。表现包括流涎、咀嚼速度减慢，咀嚼费力，进食慢、食物咽下困难，饮水易误吸、易呛咳等。食物误吸入肺会增加肺部感染的概率，严重的甚至因窒息而危及生命。在脑卒中的急性期，吞咽困难的发生率高达30%~50%，随着病情的恢复，其中很大一部分患者的症状可以逐步改善。因此，对于一些条件较好的患者，在康复期加强吞咽功能的训练还是十分有必要的。

对于急性期意识状态不清的患者或者吞咽困难明显的患者应留置胃管，以避免强行进食时发生窒息。对于具有一定的吞咽功能，但仍易发生呛咳的患者，食物应以半流质状态也就是糊状为最宜。有条件的家庭可以用粉碎机来制作半流食。进食时最好取坐位，卧床的患者可取半卧位，半卧位时应将头部向吞咽功能较好的一侧转动。进食时速度要慢，可以用调羹一小口一小口地喂入口中。刚开始进行喂食训练时调羹可以从吞咽功能较好的一侧口角置入，咽下时也应尽量使用吞咽功能较好的一侧。进食时应避免其他分散注意力的活动，如说话或者看电视等。食物易从口角流出的患者，进食时可在胸前放置一块毛巾或塑料布。进食后应及时漱口或者清洁口腔。

除可在进食时训练吞咽功能外，平时也可进行吞咽功能的康复锻炼，具体方法包括以下几种：①发音训练：可以让患者锻炼发一些韵母，如"a"、"i"、"u"，每个音重复练5~10次，以促进口腔和咽喉部肌肉的运动。②可以督促患者做一些张口、闭口、鼓腮、咀嚼、吸吮的动作，每日重复3次，以促进口面部肌肉的活动。

何谓压疮，应怎样预防？

压疮是因为局部组织长期受压发生的缺血性坏死和溃疡。脑卒中患者易发生压疮的原因包括以下几点：

（1）循环功能不良：瘫痪侧肢体微循环功能受损，血管收缩和扩张的调节减弱。

（2）压迫：脑卒中瘫痪侧肢体活动不利，如长期摆放于一种姿势使得下部与床面接触的皮肤较长时间受压，局部组织的血液循环受阻，缺乏血液供应的皮肤就容易发生压疮。容易受压的部位包括：后枕部、肩胛部、肘部、骶尾部、髂前上棘、踝部、膝外侧、足跟部等。这些都是突起的部位，皮下软组织少。

（3）摩擦：由于皮肤的抵抗力减弱，轻微的摩擦也易使皮肤受损，如给患者翻身时，不把患者抬起就进行拉扯，就很容易在受压的皮肤上制造摩擦力，使皮肤受伤。

（4）潮湿：床单被尿湿或者被汗浸湿也会刺激局部皮肤。

预防压疮的发生应注意以下几点：

（1）定时翻身：每2~3小时更换体位一次，翻身时动作要轻柔，不可推拉，护理者不可留长指甲，以免掐伤患者。对于身体较重者可采用移动中单的方法来变换患者的体位（即将患者身下铺一中单，翻身是两名护士分别站在床的两侧，同时拉起中单将患者抬起，移动至床的一侧，然后再翻成所需的体位。更换体位后骨性突起的部位要用海绵垫垫好，瘫痪的肢体要注意保持功能位。

（2）加强皮肤护理：每次翻身后，检查原先受压处皮肤的情况，可用50%乙醇或红花乙醇擦背，以促进血液循环。每日用热水擦背两次，出汗较多时应及时更衣，并用热水擦身。对于较胖的患者要注意腋下、乳房下、腹股沟处的皮肤是否发红，擦洗后可涂少许爽身粉以保持皮肤干燥，或用纱布隔开以保持透气。对大小便失禁的患者，每次便后用温热水清洗会阴及肛门。如果皮肤有破损，应采取暴露的方法。可以烤太阳灯，每日2~3次，每次20分钟。或每日做一次冷光紫外线。如果压疮的范围较大较深，应按外科伤口换药，并用气圈或海绵垫垫起使伤口悬空。

（3）保持床单的整洁、干燥、平整。较瘦的或长期卧床的，可以睡气褥子。

怎样确定瘫痪患者的肌力，怎样进行康复训练？

肌力检查分为6级：0级完全瘫痪，肌肉无收缩；1级肌肉能收缩，但不产生运动；2级肢体能在床面上移动，但不能抗重力抬起；3级肢体能抬离床面，但不能抗阻力；4级肢体抬离床面后能抗部分阻力；5级正常肌力，能抗完全阻力。

在脑卒中后的早期，患者的肌张力较低，肌力的康复锻炼以被动运动和自我辅助运动为主。被动运动是指完全由家属或康复医师运动患肢。被动运动时动作要轻柔，每一个关节都要被活动到尽可能大的生理范围，包括指关节和趾关节。自我辅助运动是指患者用自己的健侧肢体帮助患侧肢体的运动。如经典的十指交叉运动，患者健侧手指与患侧手指交叉，以健侧上肢的上举动作带动患侧上肢肩关节的活动。做十指交叉运动时，不要贪求数量上多做一些，而应将每一个动作都尽量做到位，使患侧肩关节达到尽可能大范围的活动。自我辅助运动适合那些一般情况较好的患者，比完全被动运动更能促进患者的功能康复和健侧代偿。被动运动和自我辅助运动可以每天做3次，每次每个动作做5~10次。应当鼓励患者在床上做一些翻身、挪动位置之类的活动，以促进腰背肌和腹肌锻炼。对于已有一定肌力的患者，可以做一些举手、握拳、抬腿、足背屈之类的动作。一般情况稳定的患者，提倡早期的坐位训练，从发病的第4~5天起即可起床，一般从坐位30°位置持续5分钟开始，逐步抬高坐位角度及延长时间，最终达到80°位置持续约30分钟，一天坐3~4次。而后，可以训练患者站起，保持站位平衡，初始两脚分开的距离可以稍微大一些，循序渐进，逐渐缩小步基。待能够保持站立平衡后可开始行走训练，为训练腿部肌力，可进行上下台阶训练及负重训练。上下台阶时健侧先行。负重训练患肢逐渐抬离地面。还可采用作业疗法、生物反馈疗法等促进肌力的恢复。

如何对脑卒中患者进行家庭护理？

在脑卒中的后期，家庭成了患者康复重任的主要承担者。正确恰当的家庭护理能够促进患者的康复。在家庭护理中，应特别注意以下几个方面：

（1）防止并发症：长期卧床的脑卒中患者最容易并发感染，常见的包括肺部感染、尿路感染和压疮。预防肺部感染应注意保持室内空气新鲜，定时通风，避免患者受凉，特别是在气候变化的时节，防止交叉感染。预防尿路感染应嘱患者多饮水，保持会阴部的清洁干燥，留置导尿的患者应定期更换导尿管，一般每月1次，有条件的应逐步训练膀胱功能，平时夹管，2小时左右放管一次，待小便流出后再夹管。压疮的预防前文已经述及，在此不再赘述。

（2）督促并帮助患者的康复锻炼：康复锻炼的内容是多方面的，除了肢体功能的锻炼，以促进肌力的恢复和日常生活能力的培养以外，还包括语言功能的康复、认知功能的康复等等。

（3）加强对患者的心理护理：除了对患者身体上的护理以外，还应当重视对患者心理上的护理。受躯体疾病的影响，脑卒中患者往往行动困难，生活难以自理，在生活上过分依赖他人，惶惶不可终日，情绪低落，容易产生焦虑情绪。或对疾病缺乏正确的认识，过分担心、焦虑，对死亡充满恐惧，自我评价较差，往往容易消极对待生活，易发生抑郁，影响心理健康。对经济条件不很富裕的患者来说，住院费用构成了一定经济压力，影响患者的情绪和心理健康。故心理障碍尤其是抑郁症是每位脑卒中患者无法回避的功能障碍，也是家庭护理中应当重视的问题。

应当注意的是，护理者的角色应当是患者日常生活的照顾者、帮助者，而不是全权代理者。对于患者能够完成的事情还是应该让患者自己来做，不可养成患者事事过于依赖的习惯。

怎样评估脑卒中患者的语言障碍？

语言障碍是指脑卒中患者在运用口语、书面语或手势语等进行交际活动的过程中出现障碍。由于大脑与语言相关部位的病变是产生语言障碍的原因，语言的产生是一个相当复杂的过程，简单地说，额叶与口头表达有关，颞叶与理解有关，枕叶与阅读有关，顶叶与字的空间结构有关。当然，实际上听说读写任何一个过程都会牵涉到许多部位的神经细胞。

失语症的检查有专门正规的量表，目前在国内应用最广泛的是汉语失语症检查量表。关于失语症的检查要涉及到语言能力的各个方面，表达能力包括自发言语和简单答话，主要观察语言的流畅性，有无发音、找字困难，有无语法障碍，有无错语、新语、杂乱语以及刻板言语等。复述能力是让患者重复检查者所说出的句子。命名能力是检查患者对物体命名的能力。听理解能力的检查是让患者指出检查者所述的物体或图片，或执行检查者的口头指令。阅读能力的检查要让患者把看到的文字读出来，并进一步解释看到的东西。书写能力检查要观察患者写出的字结构是否正确。

经过这些量表的评估，医学上将失语症分为以下几种：①运动性失语：口语表达障碍明显。语量少，语速慢，讲话费力，找词困难，缺乏语法结构，可呈电报式言语，对于有语法词的句子理解困难，如分不清"狗比马大"和"马比狗大"。②感觉性失语：口语理解障碍明显。对别人和自己的话难以理解。语量多，表达不费力，说话有适当的语法结构，但无实质性内容，错语较多。③传导性失语：复述较其他语言功能不成比例地受损。④经皮质性失语：复述较其他语言功能不成比例地好。⑤命名性失语：命名不能，能说出物品的用途，能从给出的范围中选出正确的名词。⑥混合性失语：所有语言功能均有受累。

怎样促进脑卒中患者语言功能的恢复？

根据言语功能障碍的不同类型，分为失语和构音障碍。失语是指说话说不出来，构音障碍则是指口齿不清，俗称"大舌头"。两种不同的言语功能障碍其康复治疗也有不同。

失语的康复治疗：

一般认为正规的语言训练应在急性期过后，患者身体及精神状态稳定，至少能耐受集中训练30分钟以上时开始。失语症恢复随着时间的推移变慢，恢复最明显的时期为病后3~6个月。因此，应尽早进行言语康复训练。训练方式包括：

（1）个人训练：即在一个安静稳定的环境中，由治疗师以刺激法为中心内容有针对性地进行一对一的训练。这种训练有利于患者注意力集中、心理稳定，且可以控制刺激条件。

（2）自主训练：通过个人训练，在患者已充分了解语言训练的方法与要求后进行。训练内容由治疗师设计制订，可选择图片、文字、卡片、书写练习，利用录音机复述、听写及电脑训练系统等。

（3）集体训练：是个人训练效果实用化的训练。治疗师可根据患者的不同情况分成小组，开展有针对性地多种活动。

（4）家庭训练：即治疗师把有关的治疗计划、训练技术等教会患者家属，在家属帮助下在家庭进行训练，治疗师定期评价指导。

语言训练室的温度、通风及照明应适宜，能隔音保持安静。最好做到一人一室，进行"一对一"的训练，以防止患者的情绪受到影响，使注意力不集中。室内应配备口形纠正及表情模仿用的大镜子、录音机、秒表、节拍器、呼吸训练用品、压舌板、各种字词卡片和图片、人物和情景图片及训练用实物等。训练时间以上午为宜，每次在30分钟以内，以避免患者疲劳。训练内容要适合患者的文化水平、生活情趣等，先易后难，循序渐进，充分调动患者的积极性。

构音障碍的康复治疗：

卒中后的构音障碍主要原因是卒中导致口唇及咽喉部与发声有关的肌肉麻痹。因此，对于构音障碍的康复治疗应该着重于训练相关发声肌肉。包括：舌唇运动训练、发音训练、减慢言语速度、辨音训练、鼻音化矫正训练、费力音矫正训练、气息音矫正训练、音调训练、韵律训练。上述各种训练均有标准化的训练方式，可在康复科医生的指导下进行训练。

不管是失语还是构音障碍的康复，关键点均在于患者需发挥自己的主观能动性，多练多说，才能得到更好的康复。

脑卒中患者如何进行心理康复？

脑卒中后，患者的日常生活在转瞬之间发生了巨大变化，一部分患者丧失了原先的社会地位和经济收入，许多患者甚至连日常的生活起居都无法自理，要借助外力的帮助，他们由于无法适应突然改变的生活状况，容易产生悲观、失望的情绪，认为自己没有用了，或是脾气暴躁，看什么都觉得不顺眼，这些都不利于患者日后的康复治疗。

因此，对于脑卒中的患者，家属和护理人员首先要能够理解患者目前的处境，充分体谅患者的一些苛刻要求，加强与患者的沟通。医护人员要耐心、详细地讲解患者提出的有关目前所患疾病情况的各种问题，诱导患者正确认识所患疾病，帮助他们分析目前存在的各种问题，让他们了解将要采取的治疗方法、可能遇到的困难及将来的预后情况，帮助患者树立战胜疾病的信心，用恢复好的患者做现身说法，以树立他们的信心。鼓励患者多与外界环境交流，培养一些兴趣爱好，及时发现一些不良情绪的苗头，加以沟通疏导。

其次，可以用行为医学的理论来帮助患者。此疗法的理论基础来源于学习理论和条件反射原理，通过反复训练来调整和矫正患者心理上的病态及异常行为，以建立新的健康行为。消退法通过消除不良的作用因素使不良的行为和病态恢复正常。如直接指出某些行为的后果，矫正患者的思维误区，主动配合做好康复。系统脱敏疗法可以让患者靠在舒适的沙发椅子上，双臂放于扶手，处于舒适随意状态，让患者紧握拳头，然后松开，反复几次，从前臂开始，依次练习放松面部、颈部、肩、胸、腹、下肢等。室内安静，全身松弛，闭目静息，让患者想象引起恐惧或焦虑的人或物，让想象与松弛交替进行，反复几次后，患者不再有恐惧或焦虑现象，即完成一次脱敏。

对于一部分症状较为严重的心理障碍患者，在心理治疗无效的情况下，可以辅以积极的药物治疗。目前较为常用的药物有帕罗西汀、氟西汀、氟哌噻吨美利曲辛等。

如何重视社区康复？

1976年，世界卫生组织提出一种新的、有效的、经济的康复途经，即社区康复（community-based rehabilitation 简称CBR），顺应了全球疾病患者的康复需求，近年来在发展中国家得到了迅速发展。社区康复主要是利用本社区的资源，因地制宜地开展社区和家庭的康复，提供病、伤、残者恢复期及后期康复服务，推广残疾预防工作，同时也提供教育、社会、职业康复。对患者而言，社区康复方便、快捷，而且价廉，并有利于他们回归家庭和社会，是普及康复服务的基础和主要形式。

社区康复是指以社区为基地开展残疾人康复工作，这是一种康复方式和制度，与过去一向实行的"医院康复"完全不同。有五个基本内容：①依靠本社区的人力资源。②尽可能利用社区原有的卫生保健和民政工作网点。③使用简化的适宜的技术，因地制宜，因陋就简，在社区和家庭条件下可以发挥作用。④以康复中心为后盾，帮助解决复杂的康复医疗、咨询、培训等问题。⑤在社区对残疾人进行身体的、精神的、教育的、职业的和社会生活等方面的康复训练，使残疾人得到全面康复，回归社会。社区康复是初级卫生保健的一个组成部分。

脑血管病社区康复的任务是巩固已取得的康复效果，进一步提高运动功能、交流功能和日常生活能力，让患者能达到大部分日常生活能力自理。几乎所有的患者急性期都是在医院里度过，以后从医院出院需要在社区中继续进行巩固性治疗，以保持疗效并获得进一步改善，因此"社区卫生"在脑血管病的康复治疗中起着不可替代的作用。社区康复主要从稳定期开始，主要有语言障碍、运动障碍和心理障碍3个方面的康复治疗。我们在现阶段应该充分利用社区卫生医疗保健作用，因地制宜，因陋就简，发挥我国传统康复的优势，建立有中国特色的脑血管病社区康复治疗，缓解脑血管病对社会与家庭的压力，在当前及今后都有非常重要的社会效益和经济效益。

患者康复阶段如何去适应社会？

脑卒中患者康复治疗的最终目的是要回归社会，最大限度地恢复原先的日常生活和社会活动。而另一方面，患者多参与日常生活劳动和社会交际活动，也有利于自身肢体运动功能、言语交流功能的康复，保持开朗乐观的心态，促进身心健康协调发展。因此，脑卒中患者和家属都应当尽可能地去适应方方面面的社会生活。

（1）脑卒中患者应树立战胜疾病的坚强信心，保持积极开朗乐观的心态。

（2）脑卒中患者应主动加强与他人和社会的交流。在日常生活中，自己能够完成的事情应当尽量自己完成，主动承担一些力所能及的家务劳动。多读书，多看报，适当地看些电视节目，了解国家和身边的大事。多与家人交流，家属也应当主动关心脑卒中患者的饮食起居以及心理状况，鼓励患者多外出走动，可以培养一些兴趣爱好，以丰富文体生活。

（3）对于一部分病情较轻的脑卒中患者，仍可以从事一定的职业，未必一定要待在家中，后者反而容易诱发患者悲观、沮丧，认为自己没用了的情绪。但需要注意的是，不宜从事过于剧烈的体力活动，应当劳逸结合，适当休息，把工作当作是对生活的一种调剂。

中医中药篇

◆ 中医认为中风的原因是什么?

◆ 中风病分为哪些阶段?

◆ 中医如何辨证施治脑卒中急性期患者?

◆ 中医如何辨证施治脑卒中缓解期和后遗症期患者?

◆ 脑卒中的患者可以吃哪些药膳?

◆ ......

中医认为中风的原因是什么?

脑卒中,属于中医学"中风"范畴。中风病是由于正气亏虚,饮食、情志、劳倦内伤等引起气血逆乱,产生风、火、痰、瘀,导致脑脉痹阻或血溢脑脉之外为基本病机,以突然昏仆、半身不遂、口舌歪斜、言语謇涩或不语、偏身麻木为其主要临床表现的病证。

由于患者脏腑功能失调,气血素虚或痰浊、瘀血内生,加之劳倦内伤、忧思恼怒、饮酒饱食、用力过度、气候骤变等诱因,而致瘀血阻滞、痰热内蕴,或阳化风动、血随气逆,导致脑脉痹阻或血溢脉外,引起昏仆不遂,才为中风。其病位在脑,与心、肾、肝、脾密切相关。其病机有虚(阴虚、气虚)、火(肝火、心火)、风(肝风)、痰(风痰、湿痰)、气(气逆)、血(血瘀)六端,此六端多在一定条件下相互影响,相互作用。病性多为本虚标实,上盛下虚。在本为肝肾阴虚、气血衰少,在标为风火相煽、痰湿壅盛、瘀血阻滞、气血逆乱。而其基本病机为气血逆乱,上犯于脑,脑之神明失用。

中风病分为哪些阶段?

诊断时,在中风病病名的诊断基础上,还要根据有无神识昏蒙诊断为中经络与中脏腑两大中风病病类。

中风病的急性期是指发病后2周以内,中脏腑期最长可至1个月;恢复期是发病2周或1个月至半年以内;后遗症期是发病半年以上者。

中医如何辨证施治脑卒中急性期患者?

中风病属内科急症,其发病急,变化快,急性发作期尤其是中脏腑的闭证与脱证要及时开闭、固脱。

(1)痰热内闭清窍(阳闭)

症状:起病骤急,神昏或昏愦,半身不遂,鼻鼾痰鸣,肢体强痉拘急,项背身热，躁扰不宁，甚则手足厥冷，频繁抽搐，偶见呕血，舌质红绛，舌苔黄腻或干腻，脉弦滑数。

治法：清热化痰，醒神开窍。

方药：羚羊角汤加减，羚羊角粉、生石决明、夏枯草、菊花、龟甲、生地、丹皮、白芍、天竺黄、胆南星。或灌服或鼻饲安宫牛黄丸，每次1丸，每日1次，意识障碍较重者，每次1丸，每日2~3次。

（2）痰湿蒙塞心神（阴闭）

症状：素体阳虚，突发神昏，半身不遂，肢体松懈，瘫软不温，甚则四肢逆冷，面白唇暗，痰涎壅盛，舌质暗淡，舌苔白腻，脉沉滑或沉缓。

治法：温阳化痰，醒神开窍。

方药：选用涤痰汤或复元醒脑汤。制半夏、制南星、陈皮、枳实、茯苓、人参、石菖蒲、竹茹、甘草、生姜。或灌服或鼻饲苏合香丸，一般每次1丸，每日2~3次。

（3）元气败脱，神明散乱（脱证）

症状：突然神昏或昏愦，肢体瘫软，手撒肢冷汗多，重则周身湿冷，二便失禁，舌痿，舌质紫暗，苔白腻，脉沉缓、沉微。

治法：益气回阳固脱。

方药：参附汤合生脉散。人参、附子、麦冬、五味子。

中医如何辨证施治脑卒中缓解期和后遗症期患者？

（1）风阳上扰证

证候：眩晕头痛，面红耳赤，口苦咽干，心烦易怒，尿赤便干，舌质红绛，舌苔黄，脉弦数。

治法：清热平肝，潜阳息风。

方药：天麻钩藤饮加减。天麻、钩藤、生石决明、川牛膝、黄芩、山栀、夏枯草等。

（2）痰瘀阻络证

证候：头晕目眩，痰多而黏，舌质暗淡，舌苔薄白或白腻，脉弦滑。

治法：化痰通络。

方药：复元醒脑汤或化痰通络方加减。复元醒脑汤：生黄芪60~120g，人参（或党参）、胆南星、益母草、泽兰、川芎、三七、大黄、水蛭等加减。化痰通络方：法半夏、生白术、天麻、紫丹参、香附、酒大黄、胆南星等。

（3）阴虚风动证

证候：半身不遂，口舌歪斜，言语謇涩或不语，感觉减退或消失，眩晕耳鸣，手足心热，咽干口燥，舌质红而体瘦，少苔或无苔，脉弦细数。

治法：滋阴息风

方药：镇肝息风汤加减。白芍、天冬、玄参、枸杞、龙骨、牡蛎、龟甲、代赭石、牛膝、当归、天麻、钩藤等。

（4）气虚血瘀证

证候：半身不遂，口舌歪斜，言语謇涩或不语，面色㿠白，气短乏力，口角流涎，自汗出，心悸便溏，手足肿胀，舌质暗淡，舌苔白腻，有齿痕，脉沉细。

治法：益气活血

方药：复元醒脑汤或补阳还五汤加减。生黄芪60~120g，人参（或党参）、胆南星、益母草、泽兰、川芎、三七、大黄、水蛭等。

脑卒中的患者可以吃哪些药膳？

大凡中风患者的家属都非常关心患者日常饮食，诸如"该煲什么汤"、"可不可以吃肉"等是经常被问到的问题。

中医认为，中风病属"本虚标实"。急性期患者由于发热抽搐或卧床，胃肠道蠕动减慢，消化吸收功能减低出现便秘，胃口不好，舌苔厚腻，脉弦，多表现"标实"为主。此期的患者饮食宜清淡，应给予营养丰富但易消化的食物，如牛奶、豆浆、米粥、软面条、鸡蛋、鱼类、瘦肉，新鲜的蔬菜、水果等，平时喜欢喝汤的患者，家属可将鱼肉或瘦肉掺在蔬菜中一起剁碎滚汤饮用。适当多饮水，以防止便秘和泌尿系感染发生。不宜煲一些过于"滋补"的汤类，以免"留邪"，影响患者的康复。

恢复期的患者，此时昏厥已苏，声出口开，喉有痰鸣，语言謇涩，或有面色潮红，烦躁不宁，舌强苔腻，推荐的食疗方有：

（1）贝母粥：川贝母粉15g，粳米50g，冰糖少许。将粳米、冰糖如常法煮粥，煮至半开汤未稠时，加入川贝母粉，改用文火稍煮片刻，视粥稠时停火，每日早晚温服。

（2）黄精珍珠牡蛎粥：黄精10g，珍珠母、牡蛎各30g，3味水煎取汁，加大米50g煮为稀粥服食。宜于兼见高血压患者。

（3）冬瓜子饮：冬瓜子30g，红糖少许，捣烂，开水冲服。

（4）萝卜汁：白萝卜捣汁饮服，每次30ml，日服3次。或将萝卜汁拌在粥内食用。

后遗症期的患者，主要表现是"本虚"为主，兼有标实。饮食则要注意扶正气，以达到"祛邪"的目的。常可选用黄芪、党参、当归、田七、丹参、鸡肉、瘦肉（猪、牛）、蛇类、龟类等，但"补"的法则要根据患者证候特点制定。推荐的食疗方有：

（1）黄芪桂枝粥：黄芪15g，炒白芍、桂枝各10g，生姜3片，4味水煎取汁，与大米100g、大枣5枚同煮为稀粥服食。可益气养血、温经通络。

（2）黄芪肉羹：黄芪30g，大枣10枚，当归、枸杞各10g，猪瘦肉100g（切片），共炖汤，加食盐调味，食肉喝汤。可滋阴助阳、补气活血。

（3）虫草郁金鸡：母鸡1只，冬虫夏草30g，郁金50g，将鸡剖杀，开膛洗净，纳入虫草、郁金以及适量调料，缝严后炖烂服用。可补肺肾、止咳嗽、益虚损。

（4）栗子桂圆粥：栗子10个（去壳、切成碎块），与粳米50g一同熬粥，将熟时放桂圆肉20g再熬10分钟，即可服食。可补心肾，益腰膝。

（5）芪杞炖鳖：鳖肉200g、黄芪30g、枸杞子20g，加适量水同炖至鳖肉熟烂，即可服食。可益气补肾。

（6）黄精珍珠牡蛎粥：黄精10g，珍珠母、牡蛎各30g，三味水煎取汁，加大米50g煮为稀粥服食。可平肝潜阳、息风通络，宜于兼见面色潮红，烦躁不宁者。

（7）山药葛粉羹：山药150g、葛根粉200g、小米100g，共熬粥服食。宜于胸脘满闷、食少纳呆者。

（8）怀莲柠檬糊：怀山18g、莲米30g，分别焙干，共研为细末；另将酸柠檬半只，研磨如浆状，置小锅内加水200ml，煮沸，冲入怀山莲米粉拌搅成糊状，入冰糖40g溶化，凉后可随意食用。宜于兼见口唇干燥、大便干结者。

（9）橘皮山楂粥：橘子皮10g、山楂肉（干品）15g、莱菔子12g，先分别焙干，共研为细末；另将糯米100g煮粥，粥将成时加入药末再稍煮，入食盐少许调味，候温可随意食用。宜于兼有血脂偏高者。

值得提醒的是，不论在哪一期，患者都应忌浓茶、酒及煎炸肥腻的食物。

可以使用药枕帮助脑卒中患者康复吗？

人们每天大约有1/3的时间是在床上度过的。枕头作为床上"四宝"之一，是睡眠必不可少的，其作用不容忽视。药枕疗法属中医外治法范畴，是基于中医传统理论，本着阴阳五行、脏腑经络、生物全息等有关理论，加以逐步完善的一种外治方法。将具有疏通经络、调畅气血、芳香开窍、益智醒脑、强壮保健等作用的药物经过炮炙后装入枕芯，制成药枕。通过药物作用于经络、血管、神经，达到防治疾病和延寿抗衰的目的。

可选用当归、羌活、藁本、制川乌、黑附片、川芎、赤芍、红花、广地龙、广血竭、菖蒲、桂枝、丹参、防风、莱菔子、威灵仙、乳香、没药、冰片各等份，研为粗末，做枕芯。每天枕用时间不少于6小时，连用3~6个月以上。

定期翻晒枕芯和更换药物。由于中药易吸附人体的汗气，容易发霉，特别在夏季，应经常放在通风处翻晒。但要注意切忌将药枕放在太阳光下曝晒，以免药物气味挥发过快。一般药枕枕芯，有条件者，以一个月更换一次为宜。使用药枕时间不宜太短。药枕保健不同于内服药物，作用缓慢，一般要连续使用3~6个月后，效果才会明显，疗效才能巩固稳定。

脑卒中后遗症期可以中药足浴吗？

俗话说："人之有脚犹如树之有根""人老脚先衰""寒从脚下起""小看脚一双，头上增层霜"，因为脚掌有无数神经末梢，与大脑紧紧相连，同时又密布众多的血管，故有人的"第二心脏"之称。

经常进行足浴，使足部的涌泉、太冲、隐白、昆仑、三阴交等诸多穴位受到热力刺激，就会促进人体血脉流通、调理脏腑、平衡阴阳、舒通经脉，以期达到强身健体，推迟衰老，祛病延年的效果。

治手足挛缩足浴方：槐枝、柳枝、楮枝、桑枝、白艾各50g，煎水3桶，浸泡手足至腕踝以上，每次15~20分钟，每日1次。

针灸可以治疗脑卒中急性期患者吗？

目前没有大样本循证医学证明单纯使用针灸可以治愈脑卒中。患者昏迷后不可以只用针灸施救，需要立即就医，先用药物进行治疗。若在输液等药物治疗的同时再加以针灸治疗，肯定有一种辅助的促醒作用。

对于昏迷的脑卒中患者，根据不同昏迷情况，会选择"人中穴、十宣穴、十二井穴、四神聪"等不同针灸位置来进行治疗。闭证可以选内关、水沟等穴；脱证选用关元、神阙穴实施灸法。

脑出血患者不适宜针灸治疗吗？

有些患者担心在脑出血时，用针灸治疗对机体造成刺激，反会加速出血，加重病情。其实脑出血急性期也可以针灸治疗，但不能仅仅针灸治疗。

中医的针灸有缓解出血的作用。针灸后能降低颅内压,通过辅助降低血压的方法缓解大量出血。

"窍闭神匿,神不导气"则为中风,"脑窍闭塞"则神无所附、肢无所用。故以醒脑开窍为主,符合中医治病求本原则。针刺以督脉为主,源于督脉为"阳脉之海",具有调节全身阳气的作用,针刺于督脉取穴可开窍启闭醒元神。尽早针灸治疗,可改善循环,增加大脑血氧供给,促进神经功能恢复。

脑卒中恢复期可以再去针灸吗?

一些患者认为,想要借助针灸治疗脑卒中,最好应该选在恢复期时。

这种说法并不正确。对于脑卒中患者的治疗,针灸不仅仅局限于恢复期的康复,干预介入得越早效果越好。针灸配合得早,能够快速促使肌力的恢复。脑卒中后,梗死区域容易出现半暗带,针灸对半暗带区有改善作用,并可促进脑神经递质的改善。

另外,针灸除了可以改善脑卒中患者的肢体功能外,对于一些由脑卒中引起的失语症、吞咽障碍、构音障碍等也有明显的疗效。

如何使用耳穴治疗脑卒中患者?

耳朵,并非是单一的听觉器官;耳廓虽小,却是全身经络汇聚之处。耳朵是整体的缩小,带有整体的全部信息。耳穴通过经络连接到体内的各个脏器,这就是耳穴的生物全息规律。身体某个部位一旦发病,病理反应就会循着经络路线迅速传递到相关的耳穴上,耳穴贴压疗法是使用药物、磁珠等圆形物质贴敷在耳穴上而达到治病目的的一种疗法。不用针刺,以丸代针,避免了针刺产生的疼痛和感染,且可将刺激物长久固定于耳穴上,每天定时或不定时进行按压刺激,效应持续而稳定。

耳穴疗法具有调节神经平衡、镇静止痛、疏通经络、调和气血、补肾健脾等诸多功能。

如何对脑卒中患者进行头部按摩？

头为诸阳之道，百脉所会，是指挥全身的司令部。脑部重量只有1400g左右，却要消耗全身血液的20%以上，因此认真做好头部按摩保健操极为重要。

做头部按摩保健操的科学理论根据有三：一是根据古代盛传不衰的八段锦；二是根据科学家发现小鸟没有患脑卒中，因为他们为了觅食需要，头部经常转动90°~180°，血管不易堵塞；三是根据医学临床解剖，发现脑部血液供应有两套系统：一套为椎-基底动脉系统，一套为颈内动脉系统。做头部按摩保健操的目的，主要是根据用进废退的道理，通过按摩缓解和延缓推迟脑动脉硬化进程，促进血液循环，使脑动脉血管不易堵塞，解决脑供血不足的问题，预防脑卒中。具体按摩方法是：

（1）解决椎-基底动脉供血问题。根据临床证明，脑卒中大都发生在因椎-基底动脉血管硬化堵塞、供血不足造成的，因此必须认真进行：①头部左右转动100次；②头部前后转动100次；③头部向左晃动100次；④头部向右晃动100次（晃动时宜大幅度摇头）。在做此操时，要求在头部左右前后转动时，要听见沙沙作响声效果最佳，初做者要循序渐进，由少到多，以防止不适应。

（2）解决颈内动脉供血问题。把脖颈周围分成5块，方法：①用两手按住脑后颈部两块，双手一齐推拉各50下；②用两手中指夹住耳朵上下一齐推拉50下；③对嘴巴下边两腮腺，左手按住右边推拉50下，然后用右手按住左边腮腺再推拉50下。

（3）头顶部用双手作曲状梳头100下，促进血液循环。

（4）耳部：①用双手对耳朵上下推拉形式搓揉100下；②鸣天鼓100下，即一面用手掌捂住双耳孔一面用手指拍打脑后枕骨；③用双手提耳30下。

（5）按摩头部穴位，即攒竹、神庭、百会、脑户、风池、翳风、太阳穴。功能防止脑出血。通过按摩头部，效果特别显著，不仅能预防脑卒中，而且对头晕、头痛、耳鸣、中耳炎、鼻炎、眼前出现小黑点的飞蚊症等症状也有改善效果。

附　录

脑卒中相关通用检查项目及意义

项目名称		正常值	异常值意义
血常规	白细胞计数	3.69~9.16 × 10^9/L	增高提示炎症反应；降低时免疫力下降
	中性粒细胞百分比	50.0%~70.0%	增高提示炎症反应；降低提示细菌感染可能性低
	淋巴细胞百分比	20.0%~40.0%	增高提示病毒感染；降低提示病毒感染可能性低
	红细胞计数	3.68~5.13 × 10^{12}/L	明显升高要考虑红细胞增多症；降低提示贫血
	血红蛋白	113~151g/L	明显升高要考虑红细胞增多症；降低提示贫血
	血小板计数	101~320 × 10^9/L	增高时易于形成血栓；降低时出血风险增加
血糖及糖化血红蛋白	空腹血糖	3.90~6.10mmol/L	增高提示糖尿病可能；降低时脑部能量功能不足
	随机血糖	<11.10 mmol/L	
	糖化血红蛋白	4.7~6.4%	
血脂	甘油三酯	0.56~1.70mmol/L	增高易导致动脉粥样硬化；降低无明确风险
	胆固醇	2.33~5.70mmol/L	增高易导致动脉粥样硬化；降低时脑出血风险增加
	低密度脂蛋白	1.30~4.30mmol/L	增高易导致动脉粥样硬化；降低无明确风险
	高密度脂蛋白	0.80~1.80mmol/L	升高无明确风险；降低易导致动脉粥样硬化
肝功能	丙氨酸氨基转移酶	10~64IU/L	增高提示肝功能受损；降低无明确风险
	天门冬氨酸氨基转移酶	8~40IU/L	
	γ-谷氨酰基转移酶	7~64IU/L	
肾功能	尿素氮	2.5~7.1mmol/L	增高提示肾功能受损；降低提示能量供给不足
	肌酐	53~97μmol/L	
	尿酸	160~430μmol/L	增高提示痛风；降低一般无太大意义

项目名称		正常值	异常值意义
血小板聚集率	PAGT–ADP1μmol 1′	9.89~18.63%	增高时血小板聚集能力增加，易于形成血栓；降低时出血风险增加
	PAGT–ADP1μmol 5′	5.22~20.34%	
	PAGT–ADP1μmol M	13.39~22.87%	
全血黏度	低切10（1/s）	5.48~8.60mPa.s	增高提示血液黏滞度增加；降低无明确风险
	中切60（1/s）	3.48~4.82mPa.s	
	高切150（1/s）	2.93~4.11mPa.s	
DIC	APTT	27.2~41.0s	增高时出血风险增加；降低时血栓形成风险增加
	PT	10.0~16.0s	
	INR		抗凝治疗时需检测INR
	Fg	1.8~3.5g/L	增高时血栓形成风险增加；降低时出血风险增加
	D–二聚体	<0.55mg/L	血栓形成早期D–二聚体明显升高

脑卒中相关特异性检查项目

1.头颅CT：头颅CT上，脑出血表现为高密度病灶，脑梗死表现为低密度病灶，但新鲜的脑梗死通常要在48小时以后才能在头颅CT上有所反映。

2.头颅MRI：脑梗死发生后数小时即可在头颅MRI的DWI序列上表现为高信号。陈旧性脑梗死在DWI序列上无高信号表现，T_2表现为高信号，T_1表现为低信号。

3.头颅MRA：检查颅内血管有无狭窄、闭塞。为介入治疗提供依据。

4.主动脉弓上MRA：检查颅外血管有无狭窄、闭塞。

5.颈部血管超声：评判双侧颈动脉、椎动脉粥样硬化及斑块形成情况。

6.心脏超声：观察有无心源性栓子存在，协助脑梗死的病因学诊断。

脑卒中饮食禁忌

种类	具体食物
高脂饮食	动物性脂肪，如猪油、牛油、羊油；人造奶油；肥肉；油炸食品；黄油；肉皮
高胆固醇饮食	蛋黄；鹌鹑蛋；动物内脏，如猪肝、猪脑；目鱼；蟹黄
高糖饮食	甜食；饮料；冰淇淋；果酱
刺激性食物	生的葱姜、大蒜；过辣的食物
高盐饮食	咸鸭蛋；腌制食品，如咸菜、腊肉、香肠；罐头食品